KB077007

세포 혁명

세포 혁명

매일 젊어지는 세포 심상 훈련법

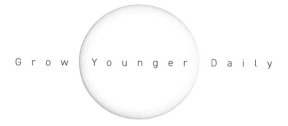

Grow Younger Daily

에릭 프랭클린 지음 | 김지민 옮김

INFLUENTIAL
인플루엔셜

김주환

연세대 교수, 《내면소통》 저자

 전통적으로 이데오키네시스^{ideokinesis}라 불리는 심상 기법은 주로 몸의 해부학적 구조나 움직임의 패턴과 관련해 사용되어 왔다. 그런데 이 책은 심상 기법을 과감하게 세포 레벨까지 끌어내려 적용해보자 제안한다.

 생각이나 감정이 우리 몸에 영향을 미친다는 것은 이제 더 이상 새로운 이야기가 아니다. 움직임은 물론이고 장기의 기능이나 호르몬 체계의 작동 등에 영향을 미친다는 것은 경험적으로도 쉽게 알 수 있다. 그러나 과연 생각이나 감정이 세포 단위까지 직접적인 영향을 미칠 수 있을 것인가?

 나는 그렇다고 믿는다.

 실제로 노벨상 수상자인 엘리자베스 블랙번^{Elizabeth Blackburn}의 연구를 살펴보면 명상을 하거나 긍정적 정서를 경험하게 되면 텔로미어

telomere 길이가 짧아지지 않는다. 일부 연구에서는 오히려 길어지기까지 한다. 텔로미어는 세포핵 속에 존재하는 염색체의 말단 부분이다. 이처럼 명상이 세포 내 소기관에까지 영향을 미친다는 것은 과학적인 연구에 의해서 입증된 사실이다.

뿐만 아니라 후성유전학적인 많은 연구 역시 스트레스나 감정 상태가 유전형질발현에 큰 영향을 미친다는 것을 보여주고 있다. 명상이 유전자조절과정에 커다란 영향을 미칠 수 있다는 연구 결과도 많다. 우리의 마음은 세포 단위는 물론이고 분자생물학적인 레벨에까지 직접적인 영향을 주는 것이다.

후성유전학의 많은 연구는 우리 몸의 세포분열과 유전형질발현에 환경이 강력한 영향을 미친다는 것을 보여준다. 그러한 '환경' 중에서 가장 강력한 영향을 미치는 것이 바로 우리의 감정과 생각이다. 그렇기에 적절한 이미지를 통해 세포에 관해 긍정적인 생각과 심상을 유지하는 것은 우리 몸의 건강에 매우 긍정적인 영향을 미칠 가능성이 크다.

이 책이 세포에 관한 심상 기법을 다루면서 텔로미어에 관한 연구나 후성유전학적인 연구들을 다루지 않고 있는 것은 아쉽다. 심상 기법을 세포 레벨에 적용해보자는 새로운 제안을 하고, 그것이 건강과 젊음에 도움을 준다는 주장을 펼치려면 무엇보다도 세포생물학에 기반한 여러 과학적 근거를 기반으로 설득력 있는 근거를 제시했어야 한다. 그러나 저자의 설명은 오류도 많고, 참고문헌도 제대로 제시하고 있지 않으며, 자신의 독특한 주장이 어떠한 과학적 근거에 기반한 것인지도 충분히 보여주지 못하고 있다.

그럼에도 불구하고 내가 이 책을 추천하는 이유는 이데오키네시스적인 기법을 세포 레벨에 적용해보자는 시도 자체를 높이 평가하기 때문이다. 특정한 이미지에 기반한 '생각'은 우리 몸에 강력한 힘을 발휘하는 내면소통이다. 세포 하나하나를 떠올리고 그 세포들의 기본 작동 방식이나 구조의 변화를 상상하는 것은 매우 효과적인 '내 몸과의 내면소통' 방법이다. 그렇기에 이 책이 제시하는 아이디어는 몸에 대한 사띠 명상을 할 때 매우 유용하게 사용될 수 있다. '몸에 대한 알아차림'에 있어서 새로운 차원의 가능성을 열어줄 수 있는 것이다.

저자는 이 책을 그림책, 운동 방법, 몸을 위한 정보 등으로 활용할 것을 제안하고 있지만, 운동 방법이나 몸을 위한 정보라는 측면에서는 사실 더 정확하고 유용한 책들이 얼마든지 있다. 이 책의 독특한 장점은 그보다는 세포에 관한 심상 기법을 사용하는 데 있어서 유용한 다양한 이미지와 그림을 제공한다는 데 있다.

저자의 창의적인 그림들은 이데오키네시스적인 방법론을 세포 단위에까지 적용하는 데 큰 도움을 줄 것이다. 이제 우리는 이 책이 보여주는 아름다운 이미지들을 통해 우리 몸과 마음을 연결하고 세포 하나하나와 소통할 수 있다는 가능성을 보게 되었다. 이 책을 계기로 우리 몸의 건강과 움직임에 큰 도움을 주는 세포 수준의 심상 기법에 대해 보다 더 과학적이고 설득력 있는 논의가 많이 이루어지길 기대해본다.

'나의 몸'이라는 단어를 마주하면, 어떤 이미지가 떠오르나요? 이 책을 번역하면서 가장 마음에 두었던 건 '우리가 자신의 몸과 어떤 마음가짐으로 소통하고 있는가'라는 질문이었습니다. 나의 몸은 평생을 함께해야 할 나의 온전한 집이자 삶의 근간입니다. 하지만 안타깝게도 많은 현대인이 자신의 몸과 건강하고 긍정적인 관계를 맺지 못한 채 살아갑니다. 그 결과 통증과 같은 부정적 감각을 통해서만 몸을 인지하거나, 몸이 보내는 신호를 제대로 읽지 못해 문제가 생기기도 합니다.

저는 많은 사람이 자신의 몸과 좋은 관계를 맺고, 그에 기반하여 타인과 세상을 존중하고 사랑하는 마음을 가지기를 바라는 마음을 가득 담아 이 책을 번역했습니다. 우리는 매 순간 자기 자신과 소통하며 살아갑니다. 내가 나에게 건네는 말의 어조와 단어들을 살펴보면 평소 내 마음의 습관이 담겨 있습니다. 마찬가지로 스스로의 몸을 떠올릴 때도 특정 이미지 혹은 어떤 감정을 경험하는데, 이를 의식적으로 살펴본다면 대부분 부정적인 것들입니다. 스스로에 대한 부정적 인식은 은연중에 불안과 두려움을 키우고, 자유로운 움직임에 제약을 느끼게 하며, 삶의 가능성을 스스로 좁혀버리게 합니다.

몸에 대해 긍정적이고 건강한 의식을 회복하기 위해서는 자신의 몸을 깊이 이해하고 바르게 인지하는 훈련이 필요합니다. 자신의 몸에 대한 바른 이해를 기반으로, 스스로에게 건네는 말들이 더 따뜻해진다면 그것은 고스란히 내가 타인과 세상을 대하는 태도에도 반영될 것입니다.

저는 이 책이 그 시작의 첫 길잡이가 되어주리라 생각합니다. 이 책은 에릭 프랭클린의 《Grow Younger Daily》를 완역한 것으로, 저자가 고안한 신체 움직임 훈련법인 '프랭클린 메소드'를 바탕으로 심상과 체화를 통해 몸에 대한 깊이 있는 이해와 몸의 기능을 향상시키는 데 도움을 주는 책입니다.

저자는 우리 몸의 기본 단위가 '세포'라는 것에 착안해 세포 차원에서 우리가 몸에 대한 긍정적 변화를 이끌어내도록 다양한 심상 훈련법을 제안합니다. 과학적 근거를 바탕으로 체세포의 기능을 다채롭게 소개하며, 신체 조직이 최상의 컨디션을 얻기 위해 어떤 세포 심상을 떠올려야 하는지 설명합니다. 비록 세포생물학적 관점에서 보면 책 속에 등장하는 내용 중 일부는 다소 부정확하거나 과장된 면이 있지만, 이 책은 전문적인 학술서가 아니라는 점, 그리고 무엇보다 누구나 쉽게 이해하고 재미있게 따라 할 수 있는 대중서라는 점을 고려해주기를 바랍니다. 이 책의 진짜 목적은 심상과 체화를 통해 자신의 몸에 대한 인지를 강화하고 긍정적으로 바라보게 하는 데 있습니다.

우리가 저자의 안내에 따라 이 책에 등장하는 세포들처럼 밝고 사랑스러운 시선으로 내 몸을 바라볼 때, 자연스레 자신의 몸에 감사하는 마음이 자리 잡고 존중과 사랑이 싹틀 것입니다. 나아가 타인과 세상을 향해서도 한층 따뜻하고 긍정적인 마음을 품을 수 있을 것입니다.

책을 번역하는 내내 저 역시 제 몸속에서 나를 위해 열심히 일하고 있을 세포들의 모습을 상상하며 미소 짓곤 했습니다. 독자 여러분도 이 책을 읽는 동안 그런 경험을 하기를 바랍니다.

이 책이 독자 여러분의 몸과 마음속에 깊이 스며들어 환하게 반짝이는 세포가 진정 자신의 것이 되기를, 그리하여 보다 건강하고 행복한 삶으로 나아가는 디딤돌이 되기를 소망합니다.

따뜻한 마음으로,
김지민

프롤로그

해부학과 세포의 생리학에 관한 훌륭한 책은 이미 많다. 하지만 이 책은 실용적인 실습과 훈련을 통해 직접 체험할 것을 강조하면서, 세포의 건강 증진을 위해 심상mental imagery, 心象을 사용하는 데 주력한 최초의 책이다.

이 책에서는 특히 '프랭클린 메소드Franklin Method'를 주요하게 다룰 것이다. 프랭클린 메소드는 1994년에 내가 개발한 움직임 개선 방법으로, 본래 무용수들의 바른 자세를 위해 만들었으나 이후 인간이 할 수 있는 모든 종류의 움직임을 위한 것으로 그 영역이 확장되었다.

프랭클린 메소드는 해부학, 생체 역학적 정보, 역동적 신경인지 심상Dynamic Neurocognitive Imagery, DNI 등을 활용하여 움직임을 개선하고 신체와 정신의 기능을 활성화하는 훈련법이다. 신경가소성을 극대화하고 평소 잘 사용하지 않던 근육을 활성화하여 우리 몸의 역동적인 정렬을 찾고, 움직임의 효율을 최대화한다.

심상, 생체역학, 운동과학 분야의 전문가들로 구성된 프랭클린 메소드 연구팀은 인간의 운동 수행 성과에 따른 유익한 효과의 다양한 측면을 밝히기 위해 끊임없이 노력하고 있다. 그 결과 미국의 뉴욕대학교와 줄리아드학교를 비롯한 독일, 오스트리아 등 전 세계의 수많은 대학교와 댄스 아카데미, 스포츠 단체에서 활용되고 있다. 또한 의료 분야의 전문가들로부터 인정받으며 전 세계 무용, 필라테스, 요가, 물리치료 컨퍼런스에서도 꾸준히 소개되고 있다.

이 책의 목표는 프랭클린 메소드의 역동적 신경인지 심상을 활용하여 행복한 마음과 건강한 신체를 만드는 것이다. 건강과 심상의 상관관계는 미국 국립보건원National Institutes of Health, NIH과 같은 세계적 규모의 연구기관에서 오랫동안 연구해온 주제다. 다양한 이미지를 활용한 심상의 힘은 스포츠, 무용 등 여러 분야에서 적극적으로 활용되고 있다.[1] 특히 오늘날의 운동선수들은 자신의 기록을 높이기 위해 심상과 관련 심리 기술을 정교하게 활용하는 데 탁월하다.

지난 30여 년간 심상에 관한 저서를 다수 집필했지만, 이 책에서는 처음으로 우리 존재의 기본 구성 요소인 세포에 집중해 풀어가고자 한다. 이 책의 목표는 프랭클린 메소드의 역동적 신경인지 심상을 활용하여 행복한 마음과 건강한 신체를 만드는 것이다. 우리 몸의 최소 단위인 세포에 집중해 효율적인 움직임을 훈련해봄으로써 몸에 대한 인식을 긍정적으로 바꾸고, 매일 반복하는 일상의 움직임에 변화를 갖게 되기를 바란다.

차례

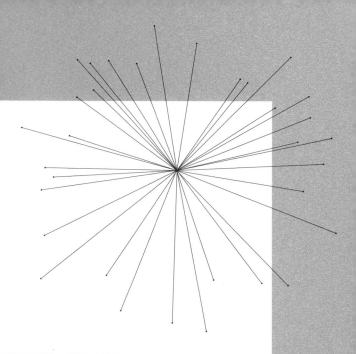

2장 ——— 체세포라는 작은 우주

몸을 바꾸고 싶다면,
마음을 바꾸는 것에서부터 시작하라!

서장

심상의 힘

*

     21세기의 위대한 발견 중 하나는 우리의 두뇌가 새로운 행동이나 경험에 변화하고 적응한다는 것이다. 이를 신경가소성이라고 한다. 프랭클린 메소드는 신경가소성의 최전선에서 두뇌를 사용해 신체의 기능을 향상시키는 방법을 알려준다. 변화를 만들어내는 힘이 우리 안에 있다는 사실에서 출발해 몸을 최대한 효율적으로 움직이고, 젊고 활기찬 몸을 유지하는 방법을 알려준다. 프랭클린 메소드는 여러분이 무엇을 하든 그 능력을 향상하는 것에 초점을 맞추고자 한다.

연구에 따르면 몸을 변화시키는 가장 효과적인 방법은 생각을 바꾸는 것이다. 이러한 정신적 개입은 면역체계와 장기에도 긍정적인 영향을 준다. 마음의 도구들은 언제든 사용할 수 있으며, 비용이 들지 않고, 부작용도 거의 없다. 이제 이 도구들을 활용하는 방법을 배워보자.

● 심상이란 무엇인가

생각과 심상, 신체는 상호작용한다. 우리는 우리가 상상하는 대로 되고, 우리의 상상은 우리의 신체 상태를 반영한다. 서로 긴밀히 연결되어 있는 것이다. 즉, 머릿속에서 떠올린 이미지와 단어를 몸이 표현하면, 마음은 이러한 몸의 자세, 움직임, 긴장 수준에 적응한다. 가령 심상 훈련을 받은 허들 선수는 빠르고 우아하게 허들을 뛰어넘어 결승선을 성공적으로 통과하는 모습을 시각화할 수 있다. 장거리 달리기 선수는 '힘들이지 않고 달리는' 느낌인 '몰입'의 감각을 갖기 위해 심상을 활용한다. 여기에서 달리는 경험은 명상이자 몸속 세포에 대한 일종의 기도다. 현대 과학은 성공한 운동선수들의 최고의 정신적 기술이 심상이라는 것을 반복적으로 입증해 왔다.[2]

긍정적인 심상 훈련을 잘 활용하면 성취지향적으로 생각하고 행동할 수 있는 반면, 부정적인 심상도 강력한 힘을 발휘한다. 구부정하고 낮은 어조의 자세는 구부정하고 낮은 어조의 사고를 불러온다. 많은 사람이 과체중이나 저체중, 피부 노화, 근력 저하, 주름, 탈모 등을 고민한다. 하지만 그들은 그러한 부정적인 사고가 자신도 모르게 그 고민거리를 더욱 심각하게 만든다는 사실을 인식하지 못하는 듯하다. 그 심각성은 부정적인 사고를 얼마나 깊이, 오래 하느냐에 따라 달라진다.

부정적인 생각을 억지로 막을 필요는 없다. 가령 복부에 탄력이 부족하다는 사실을 인식하고 이에 대해 무언가를 하기로 마음먹는다면 역효과는 없을 것이다. 하지만 복부의 탄력이 부족하다는 생각에 집착하면서도 아무런 행동을 취하지 않는다면, 부정적인 심상이 고착화되어 결과적으로 복부 탄력이 더 떨어진다. 이러한 마음속 이미지는 세포에 신호를 전달한다.

누군가는 부정적인 생각이 되레 동기부여를 한다고 생각할 수 있다. 예를 들어, 신체가 매력적으로 보이지 않을 수 있다는 불안감은 헬스장에 가서 운동하게 만든다. 하지만 대개의 불안감은 부정적 마음 훈련을 강하게 부추긴다. 불안한 상태에서 우리는 일어나지 않길 바라는 일을 뚜렷하게 시각화한다. 효과적인 마음 훈련의 토대는 명확한 긍정적 이미지, 신체적 감각, 감정적 강화로 구성되는데, 이 모든 요소는 불안과 분노에 휩싸여 있을 때 전혀 힘을 발휘하지 못한다.

하지만 이 요소들을 잘 활용해 긍정적 감정과 결부된 긍정적 이미지를 만들어낸다면, 매우 만족스러운 결과를 얻을 수 있을 것이다. 가령 피부세포가 깨끗하고, 자유롭고, 단단하고, 탄력 있는 상태라고 시각화해볼 수 있다. 처음에는 당연히 어렵겠지만, 실습을 거듭하다 보면 신체적 감각을 통해 심상을 활용하는 방법을 익힐 수 있다. 모든 배움이 그렇듯, 심상을 활용하는 것도 꾸준한 연습이 필요하다. 연습을 많이 할수록 기술도 향상될 것이다.

몸으로 경험하는 통찰, 체화

신체적 웰빙(몸이 편안한 상태)을 도모하는 심상의 역할은 체화 embodiment를 통해 확인할 수 있다. 즉, 심상의 작용을 통한 육체적 웰빙은 체화로 나타난다. 체화란 몸으로 느끼는 깨달음으로, 몸의 움직임에 동반되는 기분 좋은 감각의 향상으로 경험할 수 있다. 시각을 넘어 몸의 감각으로도 느낄 수 있는 이런 이미지를 '운동감각적 이미지'라고 한다. 이는 이성적 이해가 아닌 감각적인 앎(신체적으로 느끼는 '아하!'의 순간)이다.

다르게 설명하면 체화는 내 몸이 나와 직접 소통하며 최상의 기능적 상태가 어떤 것인지 알려주는 것이다. 육체적 통찰이 없는 단순한 정신적 깨달음은 체화에 도달하는 데 필요한 호기심을 불러일으킬 수는 있지만, 엄밀히 체화는 아니다. 체화는 종종 시각적이고 운동감각적인 매우 선명한 이미지로 비유할 수 있다. 심상이 불러일으키는 신체적 감각을 경험하고 나면 이전에 알고 있던 이미지 활용의 이점이 단지 이성적인 지식에 불과했음을 깨닫게 된다.

● 심상의 유형

　　심상은 크게 자발적 심상(스스로 발생)과 설계된 심상(외부 자원을 통해 획득)으로 나뉜다. 자발적 심상은 상상하는 주체가 스스로 창조해낸 이미지로, 오로지 주체에게서 비롯된다. 자발적 심상은 특별한 이유 없이 떠오르는 경우가 상당수인데 때로는 다른 이미지의 활용에 의해 일어나기도 하며, 해부학과 문학, 시각예술 등의 연구 과정에서 자연스레 떠오르는 경우도 많다. 자발적 심상은 상상의 주체가 직접 만들어내는 것이기 때문에 종종 큰 효과를 발휘하지만, 그 효과는 어디까지나 상상의 주체인 개인에게 국한되는 경우가 대부분이다. 만약 무용 교사가 자발적 심상을 활용하여 어떤 이미지를 학생들에게 제시한다면, 그 이미지가 개별적이고 주관적이라는 것을 반드시 인지하고 있어야 한다.

　　설계된 심상은 선생님이나 책, 기타 기록물 같은 외부의 자원으로부터 학습된 것이다. 설계된 심상은 특정 개인이 아닌 일반인

대다수에게 적용되기 때문에 요가나 운동을 가르치는 데도 활용된다.

움직이지 않고 더 강해지기

움직임의 신경인지 시뮬레이션Neurocognitive Simulation of Movement, NSM, 다른 표현으로 멘탈 리허설mental rehearsal은 실질적인 신체의 움직임 없이 머릿속으로 동작을 상상하는 것이다. 이는 육체적인 움직임 없이도 동작을 시연해보고 완성도를 높이는 기회가 되며, 스포츠나 운동 분야에서 흔히 사용된다.

움직임의 신경인지 시뮬레이션은 목표 동작을 수행하기 전 뇌의 준비 단계이며, 머릿속으로 동작을 떠올리는 것만으로도 근육에 영향을 미친다. 가령 팔꿈치를 굽혔다 편다고 상상해보자. 실제로 움직이지 않고 상상만 하더라도, 팔꿈치를 굽히고 펴는 데 사용되는 근육들이 약간 활성화되는 것을 느낄 수 있을 것이다. 그저 정신적으로만 시연해도 확실히 더 부드럽고 수월하게 움직이는 느낌이 든다는 뜻이다. 움직임의 신경인지 시뮬레이션은 실제로 힘을 증가시켜 움직이지 않고도 근력이 더 향상되는 효과가 있음이 이미 밝혀졌다.[3]

생물학적 심상

이 책에서 다루는 대부분의 심상은 생물학적 심상Biological Imagery으로, 이는 다시 해부학적, 생체역학적, 생리학적 심상으로 세분할 수 있다.

해부학적 심상은 신체의 구조와 형태 또는 움직임을 상상하는 것을 말한다. 예를 들어 고관절을 시각화하거나 숨을 쉴 때 폐가 유연하고 자유롭게 움직이는 것을 상상한다면 해부학적 심상을 사용하는 것이다.

생체역학적 심상은 몸 안에서 일어나는 움직임이나 힘의 작용을 구체적으로 그려보는 것이다. 생체역학적 심상을 온전히 활용하려면 어느 정도 연습이 필요하지만, 마음으로 동작의 물리적 역학을 충분히 상상한다면 움직임이 개선된다.

생리학적 심상에서는 신체의 화학물질, 호르몬, 체액 등을 떠올린다. 혈관에서 소용돌이치는 혈액이나 균형을 이루고 있는 전해질을 상상한다면 생리학적 심상을 사용하는 것이다. 이 책은 특히 생리학적 심상에 대한 풍부한 예시를 보여줄 것이다.

생물학적 심상의 핵심은 불만족스럽거나 불편한 신체 부분보다는 내 몸의 해부학적 변화에 집중하는 데 있다. 가령 어깨가 뭉쳐 긴장감이 느껴진다면 어깨의 긴장에 집중하기보다는 어깨 근육이 길게 늘어나고 부드럽게 녹아내리는 느낌에 집중한다. 물론 처음에는 이미지를 떠올리기 어려울 수 있다. 하지만 시간이 지날수록 점점 더 내가 원하는 것에 주의를 집중하는 데 능숙해질 것이다.

우리는 뼈와 관절, 근육, 장기, 근막, 신경계, 세포 등 인체 해부학의 모든 부분을 시각화할 수 있다. 다만 어떤 심상을 활용하든 그 목적은 해부학적 지식 그 자체가 아닌 건강하고 행복한 삶을 사는데 있다는 것을 잊어선 안 된다. 이 점을 이해한다면 생물학적 심상은 매우 유용하게 우리의 삶을 변화시킬 것이다.

은유적 심상

이 책에는 은유적 심상Metaphorical Imagery이 풍부하게 담겨 있다. 우리는 어떤 대상을 설명할 때 흔히 쓰이는 이미지나 개념으로 은유를 사용한다. 은유는 일종의 비교다. 은유적 심상은 종종 생물학적 심상보다 직관적이고, 사전 지식이나 연령에 상관없이 누구나 활용 가능하다.

은유적 심상의 단점은 본질적으로 주관적인 성격이 있다는 것이다. 즉, 누군가에게 효과적인 이미지가 다른 사람에게는 효과가 없을 수도 있다. 따라서 자신에게 잘 맞는 은유를 찾아내는 것이 중요하다.

은유적 심상은 한 이미지에서 다른 이미지로 매끄럽게 전환되는 경향이 있다. 이미지가 자연스럽게 전환되도록 허용하는 것은 일종의 독특한 자기 표현이다. 움직임의 신경인지 시뮬레이션NSM과 은유를 결합해 사용할 수도 있다. 예를 들어, 우주에 둥둥 떠다니는 깃털처럼 팔이 움직이는 모습을 상상해보라.

진화하는 심상과 씨앗 심상

생물학적 심상의 정확도와 은유적 심상의 장점을 모두 얻으려면 이 두 심상을 자연스럽게 넘나들어야 한다. 이를 통해 심상은 진화한다. 진화하는 심상Evolving Imagery은 표현하고자 하는 해부학적 대상과 닮은 은유를 사용할 때 가장 효과적이다. 즉, 생물학적인 것에서 은유적인 것으로 그리고 또다시 생물학적인 것으로 넘나들면서 이미지의 해부학적 정확도와 은유의 특성을 온전히 유지할 수 있다.

또한 이미지들은 서로를 통해 발전하기도 하는데 진화를 거듭하는 한 묶음의 이미지 중 최초의 이미지가 씨앗 심상Seed Imagery이 된다. 이 과정에서 하나의 이미지가 몸의 움직임에 따라 어떻게 발전하고 변화하는지 관찰할 수 있다.

다음의 두 표는 심상의 주요 유형과 유형별 장점을 정리한 것이다.

● 심상의 주요 유형

생물학적 심상	해부학적 심상	신체 구조(예: 어깨뼈의 모양) 및 신체의 움직임(예: 호흡 시 폐포의 탄성 반응)에 대한 이미지
	생체역학적 심상	뉴턴 물리학의 기본 법칙에 기초한 신체의 운동 및 힘의 법칙과 관련한 이미지
	생리학적 심상	신체의 화학물질, 호르몬, 체액 등의 기능과 관련한 이미지
은유적 심상		어떤 대상을 설명하는 이미지나 개념으로 다른 대상을 설명하는 것. 빗대어 사용하는 이미지는 실제 인체 생물학과 거의 또는 전혀 관련이 없을 수도 있음.
진화하는 심상		하나의 은유에서부터 다음 은유로 자연스럽게 발전하거나 해부학적 심상과 은유적 심상 사이를 전환하는 이미지
씨앗 심상		하나의 이미지를 통해 다른 이미지를 창조하는 것으로, 이때 촉발된 최초의 이미지
감각적 심상		운동감각, 촉각, 시각, 청각, 후각, 미각 등의 심상

● 심상의 유형별 장점

생물학적 심상	해부학적 심상	해부학적 구조 및 기능의 체화를 통해 신체 기능이 향상됨.
	생체역학적 심상	움직임을 정교하게 하는 데 탁월함.
	생리학적 심상	예를 들어, 면역력이 강화되거나 혈액 순환이 잘되는 것을 상상하면 신체 내부기관의 기능 향상에 도움이 됨.

은유적 심상	생물학적 심상에 필요한 용어가 익숙하지 않은 이들도 쉽게 따라 하기 좋은 방법으로, 자유롭게 상상하게 하여 신체에 활력을 불어넣고 움직임 협응 능력, 운동 제어 능력, 움직임의 질을 향상시킴.
진화하는 심상	마음이 변화하게 함으로써 신체가 변화하고 새로운 환경에 적응하는 것을 더 쉽게 상상하게 함.
씨앗 심상	몸과 마음의 연결에 대한 다양한 관점, 시사점, 응용의 출발점을 제시해 줌.
감각적 심상	지금 이 순간에 존재하는 감각을 향상시킬 수 있으며, 이미지를 떠올리는 과정에서 여러 감각을 동시에 느낀다면 더 효과적임.

공간에 따른 심상

심상은 신체 내·외부, 모든 곳 또는 특정 장소 등 다양한 공간을 대상으로 이루어진다. 내 몸 안에 있는 시점에서 심상을 떠올리고 있다면 내적 관점을 이용하는 경우다. 자신이 마치 스크린이나 무대를 바라보는 것처럼 외부에서 자신을 본다면, 이는 외적 관점으로 이미지화하는 것이다. 내적 관점은 외적 관점보다 감각으로 느끼는 심상에 더 적합하다. 내적 관점과 외적 관점 그리고 부분적 관점과 전체적 관점을 조합해서 도출한 네 가지 관점에 대해 살펴보자.

1. 내적-부분적 관점

만약 어깨뼈가 미끄러운 비누처럼 등에서 미끄러지는 모습을 상상하고 있다면, 이는 내적–부분적 관점의 이미지를 이용하는 것이다. 이 이미지는 해부학상의 어깨뼈와 은유적 대상인 비누 사이를 오가며, 해부학적 이미지의 정확도와 은유적 대상의 특성을 두루 갖출 수 있다. 가령 고관절의 구조를 상상한다면, 내적-부분적 관점의 해부학적 심상을 이용하는 경우에 해당한다. 또한 척추를 바람에 나부끼는 가을의 밀밭이라고 상상한다면, 이는 내적-부분적 관점에 은유적 심상을 활용한 것이다.

2. 내적-전체적 관점

숨을 깊게 들이마시고 온몸이 숨으로 가득 차는 모습을 상상해 보라. 이것은 내적-전체적 관점의 이미지다. 만약 눈송이가 몸 안에서 소용돌이치는 모습을 상상한다면 내적-전체적 관점의 은유적 심상을 이용하는 셈이고, 몸속의 모든 세포를 상상한다면 내적-전체적 관점의 해부학적 심상을 떠올린 것이다.

3. 외적-부분적 관점

날아오는 공을 잡는 모습을 상상한다면, 이는 외적-부분적 관점의 이미지를 사용하는 것이다. 공이 나를 향해 날아오는 동안 공은 특정 공간에 위치하기 때문이다.

4. 외적-전체적 관점

외적-전체적 관점은 물 위에 떠 있는 내 몸을 사방에서 밀려오는 잔잔한 파도가 가볍게 밀어주고 있다고 상상하는 것으로 예를 들수 있다.

● 공간에 따른 심상[4]

	내적	외적
부분적	부드러운 깃털이 어깨 주변을 떠다니며 어깨 주변의 근육을 이완시키는 모습을 상상해보라. 척추를 상상해보라. 고관절의 구조를 상상해보라.	머리 위를 날고 있는 새를 바라본다고 상상해보라. 언덕 위의 나무를 바라본다고 상상해보라. 방에 있는 누군가를 내가 바라보고 있다고 상상해보라.
전체적	몸속이 풍선들로 가득 차 있다고 상상해보라. 몸의 내부 공간이 서로 연결되어 있다고 상상해보라. 몸 안의 모든 근육이 유연하고 강하다고 상상해보라.	사방에서 밀려오는 잔잔한 파도를 느끼며 내 몸이 물 위에 떠 있다고 상상해보라. 쏟아지는 빗속에 내가 서 있다고 상상해보라. 내가 아름다운 꽃에 둘러싸여 있다고 상상해보라.

● 이 책의 활용법

이 책은 신체에서 일어나는 모든 일을 시각화하고 관련된 심상을 쉽게 적용할 수 있도록 구성했다. 사실에 기반한 정보를 삽화와 사진을 활용해 설명함으로써 시각적 자극을 주고 머릿속에 선명하게 떠올려 심상과 체화 실습을 해볼 수 있도록 만들었다. 이 책에 소개한 실습들을 바탕으로 자신에게 더 알맞은 자기만의 훈련 시퀀스를 만들어보자.

책을 읽다 보면 많은 삽화와 사진을 만나게 될 것이다. 삽화와 사진의 목적은 상상력을 제한하려는 것이 아니라 뇌를 자극하고 영감을 주기 위한 것이다. 원하는 대로 자유롭게 심상을 떠올려보라. 삽화와 사진을 눈여겨보고 체화해보는 것만으로도 긍정적인 효과를 얻을 수 있을 것이다.

이 책을 세 가지 방식으로 활용해보라.

1. 그림책으로 활용

책을 훑어보면서 삽화와 사진에서 전해지는 영향을 받아들이고 영감을 얻고 몸소 실행해 긍정적으로 체화되도록 한다.

2. 운동 방법으로 활용

본문의 실습 부분을 읽고 마음에 드는 것들을 시도한다.

3. 몸을 위한 정보로 활용

몸에 관한 더 많은 정보를 얻고, 몸과 마음의 연관성을 제대로 이해하기 위한 자료로 활용한다. 실습 부분 앞 단락의 설명을 읽는다.

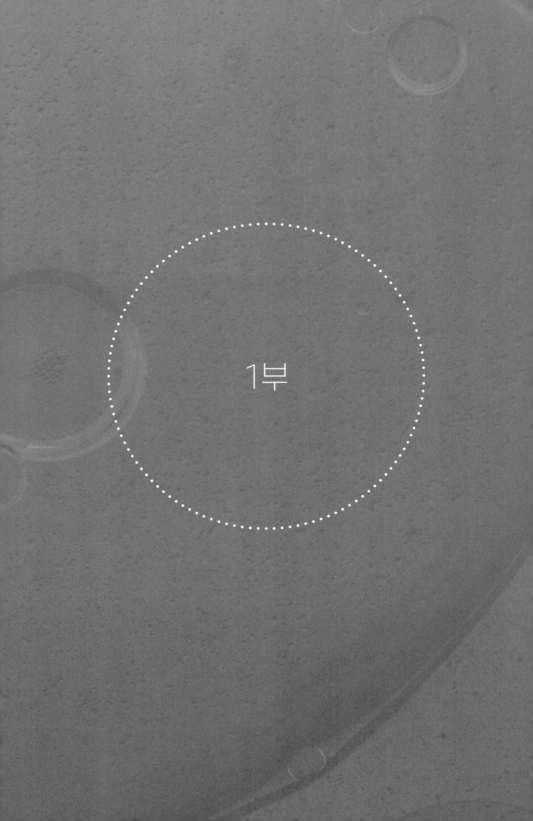

1부

내 안의 세포를 깨우는
세포 심상 훈련

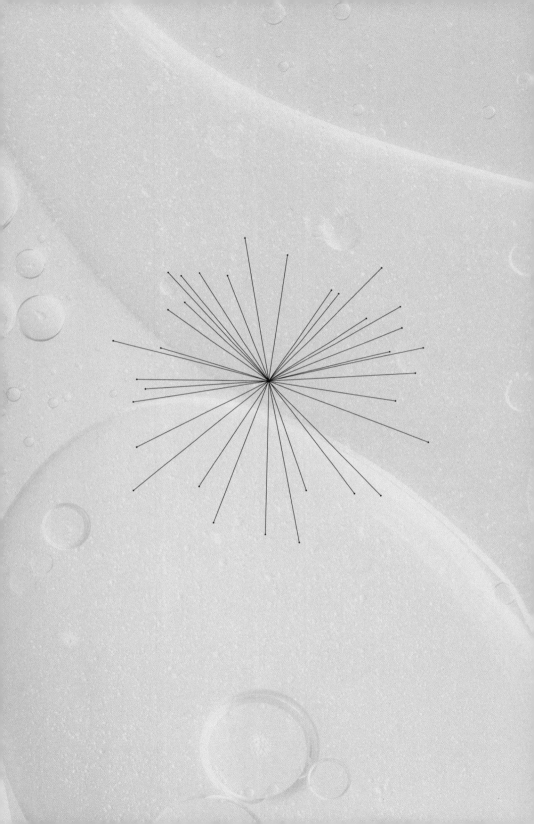

1장

___

체세포의 비밀

*

     우리 몸은 약 30조 개의 세포로 이루어져 있으며, 몸 안에서 벌어지는 모든 일은 세포가 수행하는 것이다. 한마디로 우리는 세포의 집합체다. 어마어마하게 많은 세포들은 일상에서 만나는 물체들과는 비교할 수 없을 정도로 작지만, 그 기능은 세상 그 무엇보다 크다. 세포는 산소와 체내에 흡수된 음식으로부터 에너지, 단백질, 호르몬 등 살아가는 데 필요한 모든 것을 만들어낸다. 또한 세포는 활동적이고 지능적이며, 서로 네트워크를 이루어 긴밀하게 소통한다. 나아가, 재활용 센터의 기능을 하면서 부상당한 몸을 회복시킨다. 우리가 느끼는 모든 형태의 통증이나 긴장은 세포의 컨디션에 따라 달라진다.

이 장에서는 건강에 긍정적인 영향을 주는 방식으로 세포와 접촉해 소통을 이어나가는 법을 알려준다. 목표는 노화의 시계를 늦추고, 건강과 자신감을 찾아서 웰빙에 이르는 것이다. 우리 인간의 존재는 세포에서 시작된다.

몸과 마음을 위한
자세 잡기

상상력과 움직임은 인간이 자신이 원하는 방향으로 변화를 만들어내도록 돕는 훌륭한 도구다. 우리는 이것을 언제든 이용할 수 있다. 현대 과학에 따르면 생각은 뇌에서 시작되어 신경세포 연결망, 세포, 분자, 급기야는 유전자를 거치며 일련의 과정을 통해 신체에 절대적인 영향을 미친다.

반복해서 떠올리는 생각에 따라 특정 무드mood가 형성되면, 시간이 흐를수록 심장의 건강도 그것에 맞춰진다. 혈관의 건강 상태는 개인이 느끼는 스트레스 정도에 달렸다. 웰빙의 정도는 면역계의 상태를 알려주는 지표다. 우리의 신체적, 정서적, 정신적 행위는 몸속 세포가 살아가는 환경을 조성하고 유전적 구성에도 동일한 영향을 미친다. 즐거운 기분으로 몸을 충분히 움직이면 뇌세포도 재생된다.

불과 20년 전만 해도 이런 이야기는 다소 신비주의적으로 받아들여졌다. 하지만 지금은 신경가소성이나 후성유전학 같은 새로운 과학이 발달한 덕분에 더 이상 가볍게 취급되지 않는다. 몸과 마음의 상호 영향에 대한 연구는 이제 성숙기에 접어들었다.

우리가 세포에 영향을 미치는 방식의 상당 부분은 무의식적이고 자동적으로 이뤄진다. 그럼에도 몸과 마음을 이해하려는 의지와 노력은 중요하다. 내·외적으로 하는 말들과 심상을 통해 우리 스스로 세포를 지원할 수 있기 때문이다. 그렇게 함으로써 우리는 자신의 몸을 구성하는 살아 있는 모든 요소와 소통할 수 있게 된다.

우리는 '나'라는 존재를 만들어내기 위해 협력하는 세포들의 집합체다. 그렇기 때문에 나를 구성하는 요소들에 대해 자세히 알아보는 것은 가치 있는 일인 것이 분명하다. 프랑스 출신의 작가 사트프렘Satprem은 그의 저서 《세포의 마음The Mind of the Cells》에서 인도의 공동체 마을 오로빌의 창립자이자 통합 요가 발전에 기여한 미라 알파사Mira Alfassa의 말을 다음과 같이 인용한다.

"이제야 알겠습니다. 그것은 마치 하나의 결속체 같을 것입니다. 무수히 많은, 수십억의, 셀 수 없는 밝은 점들의 결속체 같을 것입니다. 스스로를 알아차리고 있는 무수한 밝은 점들로 이루어진 단 하나의 의식입니다. 그것은 점들의 단순한 집합이 아닙니다. 그것은 단순한 합이 아닌 하나입니다. 단지, 무수한 하나입니다."[5]

몸의 긴장을 푸는 간단한 동작

이 책에 나오는 실습들은 서거나 앉아서 혹은 누워서 하는 동작들이다. 집중하고자 하는 부위와 무관한 특정 신체 부위에서 긴장이 느껴지더라도 놀라지 마라. 실습에서 집중하는 부위와 상관없는 가장 긴장된 부위에서 반응이 느껴지는 경우도 많다. 하지만 계속 연습하다 보면 어느 순간부터는 긴장이 사라지고 통합적인 의미에서의 웰빙을 느낄 수 있을 것이다.

누운 자세에서 이뤄지는 '건설적 휴식Constructive Rest(메이블 토드Mable Todd에 의해 처음 소개된 신체를 이완하고 긴장을 완화하는 기술-옮긴이)'은 신체를 이완시키고 긴장을 완화하는 기술로, 전반적인 신체 인식을 높이는 데 도움을 준다. 천장을 바라보고 누운 뒤, 무릎을 세운다. 양쪽 발바닥과 무릎을 평행하게 만들고, 두 팔을 편안하게 복부 위에 올려두거나 골반 옆에 둔다. 골반을 살짝 들었다가 내려놓으며 중력의 방향에 편안하게 몸을 맡긴다.

건설적 휴식은 등허리를 편안하게 풀어주고 심장으로 가는 혈액의 흐름을 원활하게 해준다.

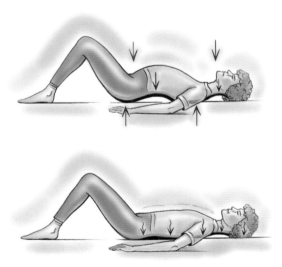

● '건설적 휴식' 동작으로 등허리의 긴장 풀기

알아차림으로의
여정

인간의 몸은 하나의 수정란에서 비롯된 여러 종류의 세포로 구성되어 있다. 현재 우리의 몸을 이루고 있는 세포는 분화라는 복잡한 변화를 거쳐 발달해온 것이다. 이 과정은 새로운 세포가 생겨날 때마다 예외 없이 일어난다. 특정 뼈의 골수에서는 초당 약 100만~200만 개의 새로운 적혈구와 백혈구가 생성된다. 적혈구는 혈액 내 산소를 운반하고, 백혈구는 면역체계에서 중요한 역할을 담당한다.

세포의 구성과 기능을 더 자세히 살펴보기 전에 먼저 세포에 대한 간단한 심상 실습으로 몸속을 들여다보는 여정을 시작해보자. 흉골, 척추, 골반 속에 있는 골수를 떠올려보라. 이곳에서는 1초마다 100만 개 이상의 새로운 혈액 세포가 생겨난다. 리듬감을 살려 스스로에게 되뇌어보라. "100만 개의 새로운 세포, 또다시 100만 개의 세포, 또 100만, 100만, 100만…."

그리고 이렇게 생각하라. '내 몸은 무한히 창조적이다. 나는 세포 백만장자, 세포 억만장자다. 내게는 건강한 세포가 풍부하게 있고, 매 순간 새로운 세포가 생겨나며 점점 더 부자가 되고 있다. 나는 풍족하게 살고 있으며, 애쓰지 않아도 저절로 세포가 풍족하게 채워진다.'

다음의 사진들은 우리 몸의 수많은 세포를 상상하는 데 도움이 될 것이다.

세포를 아늑한 집으로 상상하기

우리의 몸은 상상하지도 못할 만큼 많은 세포로 이루어져 있기 때문에 세포를 떠올리면 마치 내 집에 있는 듯한 편안함이 자연스

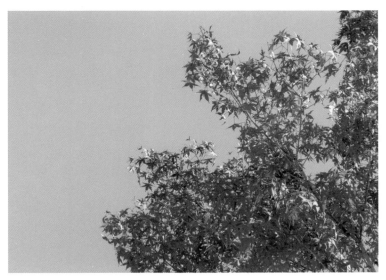

● 바람에 나부끼는 수많은 나뭇잎에 비유할 수 있는 세포

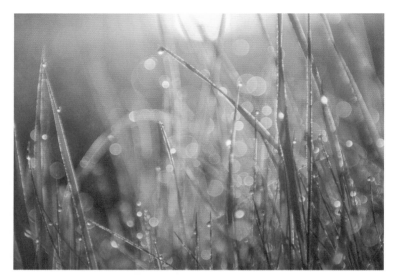

● 이슬방울에 비유할 수 있는 세포

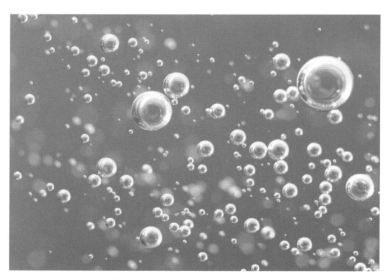

● 물속의 거품에 비유할 수 있는 세포

내 안의 세포를 깨우는 세포 심상 훈련

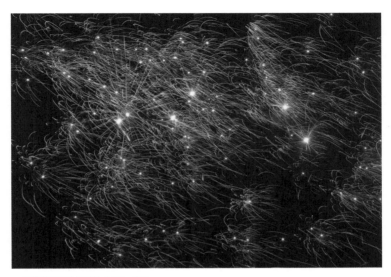
● 빛의 반짝임에 비유할 수 있는 세포

레 느껴져야 마땅하다. 앞서 예시로 든 시각화의 목적은 바로 이런
상태에 좀 더 가까워지려는 것이다.

　내 몸의 세포 중 하나를 떠올려 그 세포가 아늑하고 편안한 내
집이라고 상상해보라. 바닥에는 아름다운 카펫(또는 취향에 따라 원
목마루)이 깔려 있고, 공간에는 멋진 가구들이 놓여 있으며, 벽에는
매력적인 작품이 걸려 있다. 기분 좋은 분위기와 더불어 내가 꿈꾸
는 집의 모습을 마음속에 생생하게 그려보자.

　이제 소중하게 여기는 사람을 이 집으로 초대해보라. 내가 아는
사람일 수도 있고, 가상의 인물이어도 좋다. 그 사람의 긍정적인 에
너지가 이 집, 즉 세포에 가득 채워지는 것을 느껴보라. 그는 세포
곳곳을 돌아다니며 세포 안을 행복감으로 채워준다. 그의 손길이

닿은 모든 것이 반짝이기 시작하더니 점점 더 빛나고 아름다워진다. 이제 몸속의 모든 세포가 밝은 에너지로 가득 차 있음을 느껴보라. 그 안에는 부정적인 요소가 들어설 자리가 없다. 세포 안은 활기차고 배려심이 넘치며 아름답고 치유가 되는 존재로 가득하다.

내 안의 세포를 깨우는 세포 심상 훈련

세포로 느끼는
몸의 가능성

　지구상에 존재하는 세포는 고세균과 박테리아 두 영역으로 나뉘는 '원핵세포'와 식물세포와 동물세포를 포함한 '진핵세포'로 분류된다. 식물세포와 동물세포는 흔히 생각하는 것만큼 크게 다르지 않다. 일례로 모두 핵과 소기관을 가지고 있다. 다만 식물세포의 세포벽은 셀룰로오스cellulose로 이루어져 있어서 다소 질긴 반면, 동물세포의 세포벽은 매우 지능적인 장벽이라서 다양한 물질을 통과시키거나 막아설 수 있다는 차이가 있다.

　오늘날에도 세포는 수십억 년 전과 같은 방식으로 합성된다. 최초의 세포 또는 최초의 단세포 생명체가 어떻게 진화했는지에 대해서는 여전히 논란이 많다. 다만 현대 이론은 생명체가 등장하기 이전의 원시바다에서 세포가 기원했거나 원시진흙으로부터 자연적으로 발생했을 가능성에 무게를 둔다.

　아쉽게도 세포의 진화에 대한 명백한 증거는 없으며 그 기원도

추적할 수 없다. 말하자면 포유류의 진화 과정에 세포가 느닷없이 출몰한 셈이다. 그리고 현재 우리 몸을 이루고 있는 세포는 이 행성에 최초로 등장한 세포의 후손이다. 즉, 세포의 관점에서 우리는 엄청나게 오래된 존재다. 세포의 기원에 대한 비밀은 세포 안에 숨은 채 남겨졌다.

모든 세포에는 액체 또는 고체로 이루어진 물질(세포질)과 이를 둘러싸고 있는 세포의 피부(세포막)가 있다. 세포는 대부분 체액으로 구성되어 있으며(약 70퍼센트) 단백질, 핵산, 이온 및 기타 분자가 나머지를 이루고 있다. 세포의 내부는 성장과 에너지 생산에 필요한 분자를 합성하고 분해하는 효소로 가득 찬, 분주하고 활기 넘치는 현장이다.

또한 세포에는 유전자에 담긴 정보를 바탕으로 단백질을 만드는

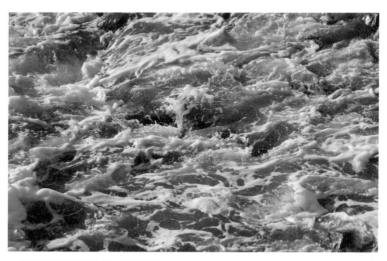

● 바다의 거품을 연상케 하는 최초의 세포

리보솜과 DNA가 포함되어 있다. 이는 인간뿐만 아니라 모든 동물에서 보이는 공통점이다. 신경전달물질이나 신경이 작동하는 방식에 있어서 인간과 다른 동물 사이에는 큰 차이가 없다. 모두가 아주 오래전에 만들어진 똑같은 장비를 사용하고 있다.

인간만의 독특한 특징은 이 기계를 활성화하는 방식에 있다. 예를 들어 우리에게는 머릿속에 떠오르는 이미지를 통해 현재 존재하지 않지만 현실로 만들고 싶은 다양한 가능성을 창조하는 능력이 있다.

세포막은 인지질 이중층으로 이루어져 있으며 마치 거품의 표면처럼 매끄럽다. 액체, 단백질, 분자는 이 지능형 장벽을 통과할 수 있다. 이 두 층 사이의 영역을 세포질 주위 공간이라고 부른다.

모든 세포가 그런 것은 아니지만, 세포 내부는 특정 기능을 수행하는 작은 구획으로 나뉘어 있다. 35억 년 전에 최초의 세포인 원핵세포가 나타났고, 20억 년 전에는 그보다 더 발달한 진핵세포가 등장했다. 원핵세포에는 세포 내 모든 내용물이 뒤섞여 있는 반면, 보다 발달한 형태인 진핵세포에는 특별한 기능을 수행하는 작은 영역이 존재한다. 이 작은 영역을 세포소기관cell organelle이라고 부른다. 세포소기관은 세포의 효율성을 높여준다. 단백질 합성 및 에너지 생산 같은 개별 작업을 다른 과정에 대한 방해나 간섭 없이 각각의 세포소기관에서 전담해 처리하기 때문이다. 세포 내부를 여행하다 보면 유전 정보가 저장된 세포핵, 단백질 생산 구역인 소포체, 단백질과 지질의 분류를 담당하는 골지체, 에너지 생산 공장인 미토콘드리아 등을 만나볼 수 있다.

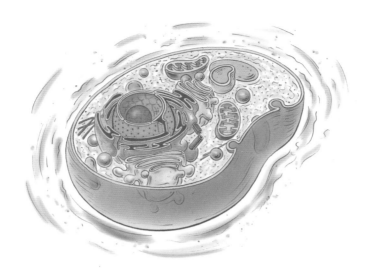

● 세포의 단면도

　세포막은 특정 분자, 이온, 단백질 등을 선택적으로 통과시킬 수 있는 지능적인 장벽으로, 인지질 이중층을 이루고 있다. 또한 세포막에서는 물질 및 정보 교환이 집중적으로 이뤄지며, 이를 위한 채널, 펌프, 센서가 가득 차 있다. 세포는 매 순간 수백만 비트의 정보를 주변 환경, 다른 세포들, 멀리 떨어진 신체 영역과 교환한다. 이 정보들은 일종의 메신저 형태로 세포에 전달되는데, 세포가 이 메시지를 활용하려면 특정 메신저를 전담하는 결합 장소, 즉 수용체가 필요하다.

　가장 유명하고 인기 있는 메신저 중 하나인 엔도르핀endorphin은 웰빙을 돕는 인체의 천연 마약이다. 인간은 언제나 풍부한 엔도르핀을 갈망한다. 한 예로 오르가슴을 느끼는 동안 엔도르핀의 결합률

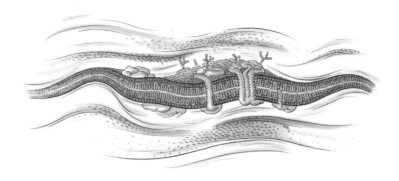

● 인지질 이중층으로 구성된 세포막

은 무려 100배나 증가한다. 오르가슴 상태가 아니어도 휴식과 운동을 통해 엔도르핀의 분비를 촉진할 수 있다. 엔도르핀은 30분 이상 달릴 때 얻어지는 도취감인 러너스 하이runner's high와 운동 후 느끼는 전반적인 행복감에 관여한다(최근에는 엔도카나비노이드 endocannabinoid가 러너스 하이에 더 주요하게 기여하는 물질로 고려되고 있다-옮긴이). 동기를 자극하고 몸과 마음에 긍정적인 기운을 불러일으키는 다른 메신저도 있는데, 세로토닌, 옥시토신, 도파민 등이 이에 해당한다.

세포와
친숙해지기

　인체의 가장 큰 막인 피부를 시각화해보자. 우리 몸이 물로 가득 찬 커다란 풍선이라고 상상해보라. 풍선 안에 있는 물이 부드럽게 움직이면서 풍선 표면에 움직임을 일으킨다. 반대로 풍선 표면의 움직임에 의해 풍선에 담긴 물이 찰랑이기도 한다. 어느 순간부터 풍선 속의 물이 풍선 표면에 움직임을 일으키는 것인지, 풍선 표면이 안에 담긴 물을 움직이게 하는 것인지 구분하기 힘들어진다. 우리는 두 가지 감각을 모두 즐길 수 있다.

　이제 이 큰 풍선 안에 작은 풍선들이 채워져 있다고 상상해보자. 이 작은 풍선들은 장기와 조직에 해당한다. 큰 풍선 안에서 작은 풍선들이 움직일 때의 느낌을 떠올려보라. 작은 풍선 안에는 더 작은 풍선들이 들어 있다. 풍선이 인체의 세포에 해당하는 아주 작은 크기에 이를 때까지 이 이미지를 계속 이어가보라. 이 정도 미세한 크기의 풍선은 모두 물에 스며들 수 있으므로, 물길을 따라 한 세

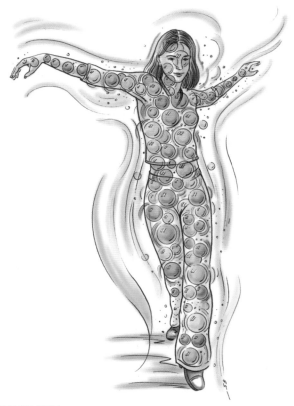

● 몸속을 가득 채운 풍선들

포에서 다른 세포로 넘나들며 이동할 수 있다.

이 이미지를 어깨에 대입해보자. 먼저 현재 자신의 어깨 상태를 살펴보라. 약간 뻐근하거나 긴장되어 경직된 상태일 수 있다. 이제 어깨 주변이 물로 가득 채워져 있다고 상상해보라(실제로 근육은 약 70퍼센트의 물로 이루어져 있다). 어깨를 부드럽게 움직이면서 어깨 안의 물이 마치 풍선에 든 물처럼 출렁이는 모습을 떠올려보라. 어깨와 그 주변에서 유동성이 느껴지는가?

이번에는 어깨 세포의 세포막을 통과해 물이 부드럽게 흐르는 것을 느껴보라. 이제 어깨는 투과성이 있는 흐름의 영역이다. 어깨라는 부위에 대한 기존의 모든 개념을 내려놓고 어깨를 하나의 유동적인 실체라고 생각해보라. 이제 다시 어깨의 상태를 살펴보자. 어떤 변화가 느껴지는가? 아마도 어깨가 조금 더 이완되고 편안해진 느낌이 들 것이다.

세포막을 푹신한 구름이라고 상상하기

우리 몸의 세포가 부드럽고 푹신한 구름이 되었다고 상상해보자. 팔이나 다른 신체 부위를 움직이며 수백만 개의 작고 푹신한

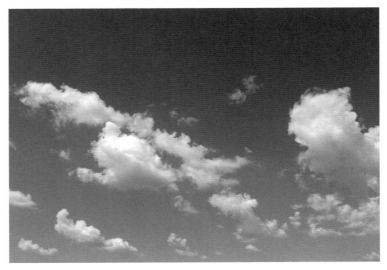

● 푹신하고 둥근 구름에 비유할 수 있는 세포

구름이 떠다니는 모습을 떠올려보라. 척추, 골반, 다리를 움직이면서 수백만 개의 푹신한 구름이 떠다니는 모습을 상상해보라. 푹신한 구름이 몸의 모든 부위를 가볍고 편안하게 해주는 것을 시각화해보라.

이제 푹신한 구름 사이를 떠다니다가 푹신한 세포 속으로 빠져드는 자신의 모습을 그려보라. 세포 한가운데 있는 기분이 어떤가? 이제 몸속 모든 세포의 중심부에 의식을 둔다고 상상해보라.

헌신적인 세포 상상하기

세포가 분주히 작업해서 단백질을 만들어 몸을 재생시키고 보호하는 모습을 상상해보라. 몸에 있는 모든 세포가 나를 보호하기 위해 전념하는 모습을 떠올려보라. 이런 자세가 세포 안에서 영구적으로 지속된다고 생각해보라. 건강한 몸을 만들기 위해 세포가 더욱더 헌신한다고 상상해보라. 세포는 자기가 하는 일을 의심하지 않는다. 그저 묵묵히 언제나 맡은 일을 헌신적으로 해나갈 뿐이다. 이런 자세로 몰두하는 작업은 창의적이고 즐겁기 마련이다. 우리 몸이 원활하게 돌아가도록 모든 것을 바치려는 세포의 의지는 놀랍다는 말 외에는 표현할 수 없을 정도로 굳건하다.

세포 안에서 휴식하기

세포 안으로 의식을 집중하면서 편안함과 아늑함을 느껴보라. 이는 일종의 명상이다. 세포의 내부에 집중하며 이런 편안한 느낌을 상상하는 가운데 몸을 움직여보라. 세포 안에 들어가면 몸의 모든 곳에 동시에 존재하는 듯한 느낌이 든다. 이는 물리적인 위치와 다른 차원의 문제다. 즉, 몸 전체가 세포로 이루어져 있기 때문에 우리는 몸의 모든 곳에 동시에 존재하게 된다. 이것이 바로 상호 연결이 주는 느낌이다. 마치 모든 것이 다른 모든 것과 연결되어 있는 듯한 느낌이 들 것이다. 이제 하나의 전체로서 몸을 자각하면서 움직여보자.

내 안의 세포를 깨우는 세포 심상 훈련

세포의 주변 환경과
친숙해지기

앞에서 설명한 것처럼 세포 안에는 세포질과 다양한 세포소기관이 있다. 이 이야기는 뒤에서 더 하기로 하고, 우선 세포의 주변 환경부터 살펴보자. 체내 조직의 유형에 따라 일부 세포는 서로 나란히 위치하거나 맞닿아 있고, 다른 일부는 세포의 '산물products'로 채워진 '정원garden', 다시 말해 매트릭스 같은 것으로 둘러싸여 있다. 전자는 빼곡히 늘어선 도심의 빌딩들에, 후자는 듬성듬성 자리한 한적한 시골의 전원주택들에 비유할 수 있다.

가령 피부의 상피세포나 근육세포는 연이어 나란히 위치한다. 반면 결합조직세포는 콜라겐, 엘라스틴, 글리코사미노글리칸glycosaminoglycan 등이 들어찬 정원을 가지고 있다. 콜라겐은 인장 강도를 제공하고, 엘라스틴은 탄성을 제공하며, 글리코사미노글리칸은 정원의 수분을 유지해준다. 정원을 구성하는 내용물의 조성에 따라 연골, 근막, 인대, 힘줄, 뼈 등 다양한 신체조직이 된다. 예를 들

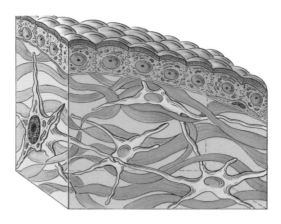

● 상피세포와 결합조직의 콜라겐

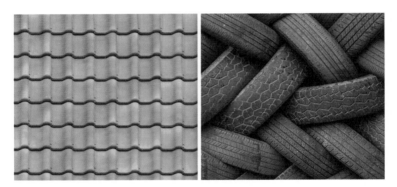

● 지붕의 기와나 서로 맞붙은 타이어 묶음에 비유할 수 있는 상피세포의 배열 구조

어 힘줄세포의 정원은 콜라겐이 가득 차 있고, 연골세포의 정원은 많은 양의 수분을 보유하고 있다.

한편, 뇌에는 뉴런이 있고 뉴런 주변에는 뉴런의 기능을 돕는 성상세포astrocyte(별 모양의 세포)와 희소돌기아교세포oligodendrocyte(가지가 있는 세포) 등의 신경아교세포neuroglial가 있다. 신경아교세포는 접착

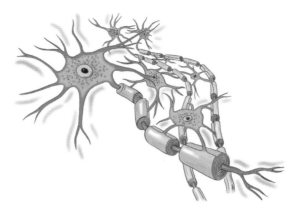

● 뉴런의 미엘린을 둘러싼 희소돌기아교세포

제를 뜻하는 라틴어 '글리아레gliare'에서 유래했다. 우리에게는 뉴런이라는 용어가 더 친숙하지만, 사실 뇌에는 뉴런보다 성상세포가더 많다. 과거에는 성상세포와 희소돌기아교세포가 단순한 구조적지지체로서 뉴런에 비해 중요도가 낮다고 여겨졌지만, 최근 연구를통해 신경아교세포는 실제로 뇌의 기능에 매우 중요한 역할을 하며, 성상세포는 뉴런만 할 수 있다고 여겨지던 신호 전달 기능을 자체적으로 수행할 수 있음이 밝혀졌다.

희소돌기아교세포는 뉴런의 축삭을 둘러싸는 미엘린myelin이라는절연층을 형성하여 뉴런의 기능을 향상시킨다. 그 모양새는 사방으로 여러 개의 팔을 뻗어 뉴런을 보호하느라 부지런을 떠는 듯한 모습이다.

세포 안에는 세포질과 유전정보를 담고 있는 핵, 그 외 세포소기관이 있다. 흥미롭게도 세포소기관의 종류는 신체를 이루는 더 큰 기관들의 수와 대략 일치한다. 다만, 우리 몸에는 위와 간 같은 신체 기관이 대개 하나씩 있는 반면 세포소기관의 경우 같은 종류가 무수히 많다는 차이가 있다. 세포의 종류에 따라 세포소기관의 기능은 청소 업무부터 단백질 합성, 도서관 사서 역할까지 다양하다.

열정적인 세포소기관 상상하기

세포소기관이 열정적으로 부지런히 작업을 완수하는 모습을 상상해보자. 우리 몸에 약 30조 개의 세포가 있다는 사실을 감안하면, 세포소기관의 수는 헤아릴 수 없을 만큼 많다는 것을 어렵지 않게 알 수 있다. 현재까지는 인체에 있는 세포의 수를 정확히 밝혀낸 과학적 연구 결과가 없기에, 세포소기관의 정확한 수도 알 길이 없다(세포소기관에 대한 더 자세한 내용은 2장을 참고하라).

세포의 주변 환경: 수분 가득 vs. 건조함

세포를 둘러싼 주변 환경을 상상해보라. 그 환경이 어떻게 인식되는가? 인식한 환경을 이미지로 떠올릴 수 있는가? 바위처럼 딱딱한 느낌인가, 모래처럼 건조한 느낌인가 아니면 바다처럼 액체 상태의 느낌인가? 우리가 뼈세포를 떠올리는지, 근육세포를 떠올리는지, 척추의 촉촉한 디스크 안에 있는 세포를 떠올리는지에 따라 세포 주변 환경은 매우 달라진다. 예를 들어 연골에는 상대적으로 세포가 적고 수분이 많은 환경이 조성되어 있고, 힘줄의 경우 질긴 섬유질이 많은 환경을 갖췄을 것이다. 한편 피부의 상피세포는 서로

빼곡히 붙어 있어서 주변 환경이라고 할 만한 게 별로 없다.

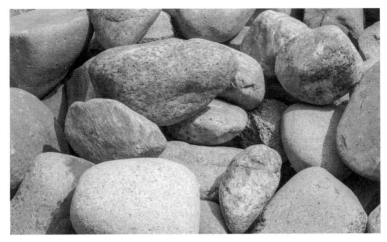

● 건조한 환경에 놓인 바위에 비유할 수 있는 세포

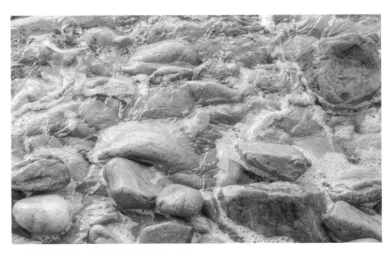

● 촉촉한 환경에 놓인 바위에 비유할 수 있는 세포

생존에 최적화된
세포의 기능

세포들은 때때로 도움을 주고받으며 위험한 외부 자극으로부터 서로를 보호한다. 흉선에는 영양세포thymic nurse cell(흉선에서 발견되는 특수한 상피세포로, 미성숙한 T림프구의 성장과 발달을 돕는다 - 옮긴이)가 존재하며, 앞서 설명한 신경아교세포는 마치 어미가 아기를 안전하

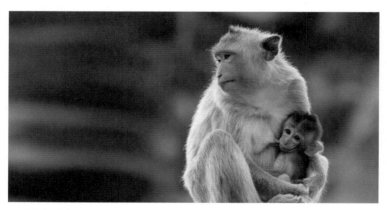

● 어미 원숭이가 새끼를 안고 젖을 먹이는 모습에 비유할 수 있는 신경아교세포

내 안의 세포를 깨우는 세포 심상 훈련

게 안고 젖을 주는 것처럼 신경관 주변을 안전하게 감싸고 있다.

물속에서 흔히 볼 수 있는 원생동물(단세포 생물의 일종)은 과거에도 지금도 가장 성공적인 유형의 생명체다. 그렇다면 왜 어떤 세포들은 똘똘 뭉쳐서 한몸을 이루는 걸까? 함께 살아가는 것의 장점은 무엇일까? 영양분이 풍부하고 안정적인 환경에서는 뚜렷한 이점이 없지만, 먹이가 부족하고 너무 춥거나 더운 불안정한 환경에서는 공동체로 함께 사는 것이 여러모로 이롭기 때문이다.

세포들은 서로에게 필요한 영양분을 공급하고 저장한다. 여러 겹의 세포층은 중요한 기능을 보호하고 외부 충격을 줄여주며 온기를 제공한다. 또한 특정 세포들은 하나의 기능을 전문적으로 수행한다. 공동체로 함께 일하는 이점 덕분에 세포들은 더 많고 복잡한 결합이 가능해지고, 이를 통해 더 나은 생존 기술을 개발하고 확보할 수 있게 된다.

공동체를 이루는 세포들과 유사하게 행동하는 포유류로는 황제펭귄이 있다. 남극의 겨울을 무사히 나기 위해 이들은 집단생활을 통해 매서운 바람과 영하의 날씨로부터 서로를 보호한다. 집단의 바깥쪽에 위치한 펭귄은 일종의 상피세포 역할을, 안쪽에 위치한 펭귄은 난방 장치 역할을 한다. 그리고 중앙에서 바깥으로 끊임없이 자리를 옮기는 식으로 모든 펭귄이 온기를 유지한다. 황제펭귄의 이런 행위는 신체의 먼 부위에 열을 전달하거나 몸을 식히는 혈액의 기능을 떠오르게 한다.

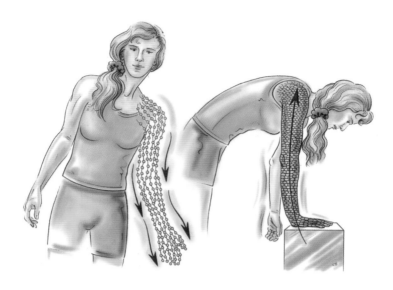

● 서로에게 매달리거나 서로를 지탱하는 팔의 세포

매달려 있는 세포, 지지하는 세포

한쪽으로 몸을 기울여 팔을 느슨하게 늘어뜨린 다음, 팔의 세포들을 상상해보라. 늘어진 팔의 세포들은 마치 진주 목걸이의 진주 알처럼 서로에게 매달려 있을 것이다.

이번에는 테이블에 손을 짚고 몸을 기대어보라. 진주 목걸이의 진주알처럼 서로에게 매달려 있던 세포는, 팔로 몸을 지탱하는 순간 달라진다. 이때는 세포들이 빌딩을 지탱하는 벽돌과 같은 역할을 한다. 위의 그림처럼 팔을 늘어뜨리거나 손을 테이블 위에 올리면서 각각의 세포 모습을 시각화해볼 수 있다.

많은 세포가 매달리거나 지탱하는 기능을 어느 정도 수행할 수

내 안의 세포를 깨우는 세포 심상 훈련

있지만, 뼈세포와 근육세포, 결합조직세포 등은 이 기능에 더욱 특화되어 있다.

세포막으로 더 깊게 들어가기

이제 배꼽 주변에서 심상의 여정을 떠나보자. 우선 피부를 통과해 몸속으로 들어간다고 상상해보자. 피부의 여러 층을 지나가면 결합조직, 근막, 얇은 지방층을 만나게 된다. 이 과정에서 피부의 혈관, 신경, 감각기관을 접할 수 있다.

이제 근육 속으로 들어가보자. 근육은 결합조직에 둘러싸여 있는 동시에 결합조직에 의해 분리되어 있다. 따라서 우리는 근육조직과 결합조직을 번갈아 만나게 된다. 더 깊숙이 들어가면 장기를

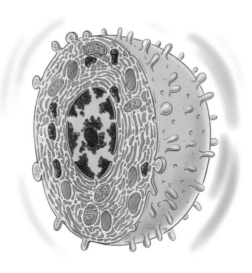

● 많은 막을 포함하고 있는 세포의 단면도

덮고 있는 복막에 도달하게 된다. 그 아래로 장기를 감싼 막을 한 번 더 통과해 세포막에 도달할 때까지 장기의 조직 깊숙이 들어가 보자. 세포막을 통과하고 나서는 세포질 속을 헤엄치며 내부를 관찰할 수 있다. 여기에서 우리는 세포소기관을 둘러싼 수많은 막을 만나게 된다.

이 막들은 매우 다양한 형태를 띠고 있다. 긴 막도 있고, 두껍거나 얇은 막도 있다. 타원형이거나 불규칙한 구조로 된 막도 있다. 또한 결정질로 둘러싸여 있거나 액포라고 불리는 공기방울처럼 생긴 구조도 있다. 내용물에 따라 밝기도 제각각이다. 여기에서 세포의 골격 구조와 능동 수송 시스템도 찾아볼 수 있다.

마침내 세포의 중앙에 이르면 핵을 둘러싼 또 다른 막을 만나게 된다. 이 막을 뚫고 들어가면 DNA에 도달한다. 단백질에 대한 조립 지침서를 갖춘 일종의 도서관으로, 이 지침서는 필요할 때마다 복사되어 세포에서 단백질을 만들기 위한 청사진으로 쓰인다. 무엇이 복사되고 생성되는지는 우리의 행동이나 감정, 육체 및정신 활동에 따라 크게 달라진다.

이제 지나온 다양한 층들을 다시 통과하면서 천천히 표면으로 올라와보자. 마지막으로, 우리 자신의 물리적 실체를 관통하는 놀라운 여정을 마치고 편안히 휴식을 취해보자.

세포막 관리하기

세포 수준에서 일어나는 모든 일은 건강에 기여하고자 하는 순수한 헌신에서 비롯된다. 우리가 의식적으로 관여하지 않아도 세포들은 모든 신체 조직에 최적의 기능을 제공하려고 노력한다. 이제 세포의 헌신적인 활동을 의식적으로 뒷받침해줄 시간이다.

몸 안의 모든 세포를 부드러운 보호의 손길로 감싸는 모습을 상상해보자. 세포가 이 손길로 보호받고 지원받는다고 생각해보라. 세포막이 밝은 빛으로 정화되며 안팎으로 돌봄을 받는 모습을 떠올려보라.

세포막에서 처리되는 모든 과정이 긍정적이고 건설적인 본성을 띤다고 상상해보라. 세포막 안에서 즐거운 활동이 일어나고 있고, 이 즐거운 이벤트에 모두가 만족해한다. 신경전달물질인 엔도르핀 등의 메신저는 세포막에 웰빙이라는 선물을 가져다주고 다른 메신저들은 에너지와 아름다움, 이완을 선물한다.

세포막을 떠나는 모든 생산물은 몸을 더 활기차게 하고, 세포에 당도하는 모든 것은 세포를 지원한다. 세포막에서 이루어지는 이런 교환 과정은 긍정적인 에너지로 가득하다. 세포들은 이 긍정성을 주변에 널리 퍼뜨린다.

마지막으로, 지금까지 묘사한 심상을 머릿속에 유지한 채로 몸의 어느 부위든 부드럽게 움직여보라.

숨 쉬는
세포

세포는 핵과 모든 세포소기관과 마찬가지로 이중막으로 덮여 있다. 세포의 내부 구조를 이해하기 위해 먼저 세포호흡을 상상해보자. 세포호흡은 세포막에서 산소와 영양분의 교환이 일어나는 과정이다(일반적으로 세포호흡cellular breathing은 세포 내에서 영양소를 산화시켜 에너지를 생성하는 과정을 말하지만 여기서 저자는 세포가 산소를 얻는 과정을 세포호흡이라고 표현했다 – 옮긴이).

폐로 들어온 산소는 아직 최종 목적지로 가는 여정에 있다(호흡의 과정 중 이를 '환기'라고 한다). 폐에 도착한 산소는 폐포에서 혈액으로 이동하고, 적혈구를 통해 혈액을 타고 신체의 모든 세포에 이른다. 미토콘드리아는 세포에 도착한 산소를 이용해 우리 몸에 필요한 에너지인 아데노신삼인산adenosine triphosphate, ATP을 합성한다.

호흡의 기본 목표는 가능한 한 깊고 충분하게 숨을 쉬는 것이다. 호흡은 조절 가능해야 하며, 숨을 쉴 때 편안하고 좋은 느낌이 드

내 안의 세포를 깨우는 세포 심상 훈련

는 것이 이상적이다. 우리는 매일 약 2만 번 이상 호흡한다. 이왕이면 즐거운 마음으로 호흡하는 게 좋지 않겠는가.

적절한 의도나 정신 작용도 좋은 호흡에 큰 도움이 된다. 이는 스포츠심리학에서 말하는 '셀프토크self-talk'나 요가의 '만트라'와 유사하다.

세포막으로 호흡하기

세포막으로 호흡하는 모습을 상상해보자. 처음에는 어렵게 느껴지더라도 연습하다보면 다양한 세포막들로 호흡하는 것을 떠올릴 수 있을 것이다. 먼저 세포 내막의 호흡부터 시작해보자. 세포의 내막이 폐의 안쪽 표면과 비슷하다고 상상해보라.

이제 내막과 외막 사이의 공간으로 숨을 쉬어보자. 활짝 열린 넓은 공간을 떠올려보라. 두 막 사이에 있는 이 공간에 대한 인식은 3차원의 감각을 깨워줄 것이다. 이 공간으로부터 체액, 단백질을 비롯해 온갖 물질이 사방으로 이동한다.

외막의 호흡은 바깥쪽을 향한다. 외막에서는 정보 교환이 활발하게 일어난다. 세포막은 어떤 것을 받아들이고, 어떤 것을 떠나보낼지 결정한다. 세포 외막 전체가 숨을 쉰다고 상상해보라.

신체에서 긴장감이 느껴지는 부위가 있는지 알아차려 보라. 그곳에 집중하며 세포막 호흡을 해보라. 해당 부위의 긴장이 풀리는지 확인해보자. 점점 더 깊게 호흡을 이어가면서 세포의 모든 긴장을 날숨과 함께 내뱉으면 된다.

삶의 변화를 가져오는
세포 심상 훈련

모든 사람에게는 저마다 특정한 행동 패턴이 있다. 이상적인 경우라면 우리의 행동은 더 건강하고 행복한 삶을 지향하겠지만, 알다시피 신체적 또는 심리적 차원에서 이에 부합하지 못하는 경우가 많다. 불안, 분노, 우울감 같은 감정은 신체 세포에 해로운 영향을 미친다. 감정 상태와 건강의 밀접한 연관성은 과학적으로 명백히 입증되었다.

스트레스는 건강에 가장 해로운 감정 상태 중 하나로, 코르티솔 cortisol의 분비를 촉진해 세포를 약화시킨다. 부신에서 생성되는 호르몬인 코르티솔은 원래 위험하거나 스트레스를 받는 상황에서 우리를 보호하는 긍정적인 기능을 한다. 하지만 안타깝게도 우리는 실질적인 위험 요인이 사라진 뒤에도 계속해서 스트레스를 느끼고 고조된 코르티솔 수준을 그대로 유지한다. 이를 방지하려면 우선 머릿속을 가득 채운 부정적인 생각과 이미지만으로도 스트레스가 유발될 수 있음을 알아야 한다. 스트레스가 장기간 지속되면 코르티솔로 인해 면역력이 떨어지고 혈압이 상승하며, 탄수화물을 더욱 갈망하게 되어 체중 증가로 이어질 수 있다. 또한 신체의 재생 능력은 물론 뇌의 인지 기능도 손상될 수 있고 결국에는 부신이 소진 상태에 이르기도 한다.

세포를 주제로 한 심상 훈련의 목표 중 하나는 몸속 깊이 들어가 신체 조직 수준에서 우리의 습관적 패턴과 변화의 가능성 사이를 들여다보는 것이다. 우리는 익숙한 패턴을 깨고 더 건강하고 나은 삶을 향해 나아갈 수 있다. 심상을 통해 부신으로 직접 다가가 코르티솔을 생성하는 세포를 시각화하고, 이 세포들을 이완시켜 궁극적으로 코르티솔 생성을 건강한 수준으로 낮추는 모습을 상상할 수 있다. 춤과 웃음이 코르티솔의 수치를 낮추는 것으로 밝혀졌는데, 이는 놀라운 사실이 아니다. 지금 당장 세포가 신나게 춤을 추며 활짝 웃고 있다고 상상해보라. 더 좋은 방법은 실제로 춤추고 웃으며 몸속 세포들도 나와 똑같이 하고 있다고 상상하는 것이다.[6]

미국의 뇌신경학자이자 엔도르핀 수용체를 처음 발견한 캔더스 퍼트Candace Pert는 우리가 세포막 수준에서 사고할 수 있다고 말한다. 세포는 어떤 메신저와 연결되는지에 따라 상황을 다르게 인식하고, 그에 따라 세포 내에서 일어나는 반응도 완전히 달라진다. 더 많은 엔도르핀이 세포와 연결될수록 우리는 더 좋은 기분을 느끼게 된다. 기분이 좋을 때 삶이 훨씬 더 잘 풀리는 것은 누구나 경험해봤을 것이다. 엔도르핀의 생성은 깊은 이완에 의해 촉진되는데, 세포호흡은 우리를 아주 깊은 이완으로 이끈다.[7]

많은 연구가 체내 엔도르핀 수치가 높을수록 더 건강하고 면역체계도 더 강하다는 사실에 주목한다. 즉, 행복하고 기분이 좋다는 것은 곧 건강하다는 것을 의미한다. 문제는 어떻게 일정하고 체계적인 방식으로 더 행복한 상태에 이를 수 있는지 알아내는 것이다.[8]

세포호흡 상상하기

세포호흡은 해부학적 이미지로서 생물학적으로는 정확하지만, 다른 어떤 것에 비유해 상상하기가 어렵다. 그래서 처음에는 낯설게 느껴질 수 있다. 세포호흡을 상상하기에 앞서 폐에서 이루어지는 호흡을 시각화해보면 도움이 될 것이다. 폐를 둘러싼 모세혈관과 폐 속 공기 사이의 얇은 막을 떠올려보라. 이 막을 통과하며 폐 속의 산소가 혈관으로 흐르는 것을 상상해보라. 그런 다음 이 이미지를 세포로 전환한다(세포에서는 모세혈관으로부터 세포로 산소가 이동한다는 차이점이 있다 - 옮긴이). 차이는 우리 몸에 폐는 두 개지만 세포는 수조 개라는 점이다. 혹은 폐 속의 작은 공기주머니인 폐포를 통해 공기가 드나드는 모습을 상상해볼 수도 있다. 폐포는 폐에 비해 그 크기가 무척 작으므로 세포에 비유해 상상하기에 더 적합하다.

세포를 시각화하고 세포가 숨 쉬는 모습을 상상할 수도 있을 것이다. 세포들은 실제로 산소를 받아들이고 이산화탄소와 활성산소를 배출한다. 만약 체내의 이산화탄소와 활성산소의 부정적인 느낌을 피하고 싶다면 단순히 호흡에 대해서만 생각하는 게 더 나을 수 있다. 세포 하나가 숨 쉬는 모습을 상상할 수 있다면, 다음으로 세포 집단이 호흡하는 것을 떠올려보고, 그런 다음 얼굴이나 팔 등 신체의 한 부위의 세포가 호흡하는 것을 상상해본 후, 더 나아가 몸 전체의 세포가 숨을 쉬는 모습을 상상해보자.

세포의 재채기

스트레스, 두려움, 불안 그리고 자신과 타인에 대한 부정적인 생각은 세포에 독이 된다. 세포가 마음속에 있는 모든 독소를 재채기를 통해 말끔히 제거하는 모습을 상상해보라. 우리가 세포를 소중하게 여기면 세포와 함께 호흡하게 되고, 세포 또한 건강한 반응으로 고마움을 표현할 것이다. 세포가 우리와의 소통을 고맙게 여긴다고 상상해보자. 세포가 긍정적인 생각으로 우리의 지원을 듬뿍 받을 때, 보다 더 행복해한다고 상상해보라.

오랜 고통에서 세포 해방시키기

때로는 오랜 고통의 패턴이 세포에 고착되기도 한다. 방어적인 사고방식이나 과거의 불행한 사건으로 인해 세포가 여전히 긴장 상태일 수 있다. 그럴 땐 세포에게 이렇게 말하는 자신을 상상해보라. "이제 다 괜찮아. 긴장을 풀어도 괜찮아. 다시 깊게 호흡해보자. 긴장을 풀고 행복해지렴." 마음속으로 확실히 말하고 나면 그 즉시 호흡이 보다 더 깊어질 것이다.

혹여 숨을 쉬지 않는 것처럼 느껴지는 신체 부위가 있다면 마음의 눈이나 느낌의 형태로 그곳에 가서 세포들이 왜 숨을 쉬지 않는지, 무엇이 문제인지, 어떻게 도울 수 있는지 물어보라. 어쩌면 지저

분하고 먼지가 수북한 세포의 이미지를 보게 될 수도 있다. 이 세포들이 맑은 물에 말끔히 씻겨 다시 깨끗해지고 순수해진다고 상상해보자.

스펀지와 해파리

자신이 커다란 스펀지라고 상상해보자. 이 스펀지는 단체로 기능을 수행하고 한몸처럼 호흡하는 세포들의 집합체다. 세포와 마찬가지로 이것은 모든 곳에서 물을 흡수하고 다시 몸 밖으로 내보낸다. 몇 차례 호흡하면서 마치 스펀지가 된 것처럼 몸에 있는 모든 모공을 통해 숨을 쉰다고 상상해보자.

이번에는 자신이 아름다운 해파리라고 생각해보자. 해파리는 비교적 유사한 세포들의 집합체로서 물속에서 쉽게 떠다니고 자유롭게 유영하는 동물이다. 우리 몸에도 이처럼 액체에 떠 있는 부분이 있다. 바로 뇌와 척수다. 즉 우리가 생각과 심상을 할 수 있게 해주는 신체 영역이 실제로 둥둥 떠 있는 것이다. 이런 사실이 생각을 좀 더 가볍게 해주기를 바란다. 어릴 적 욕조에서 또는 어른이 되어 멋진 해변에서 몸을 물에 둥둥 띄워본 기억이 있을 것이다. 우리 몸의 뇌와 척수는 항상 해변에서 휴가를 즐기고 있다!

온몸으로 호흡하기

매트나 카펫을 깔고 바닥에 누워 편한 자세를 취하라. 원한다면 무릎 아래나 팔꿈치 아래에 푹신한 베개를 놓아도 좋다. 실내 온도를 쾌적하게 유지하고, 집중을 방해하는 소음이 없도록 휴대폰은

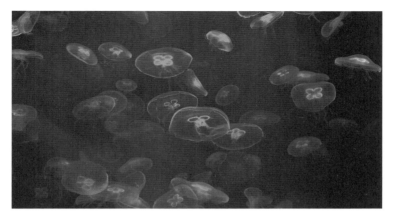

● 물속을 떠다니는 해파리에 비유할 수 있는 세포

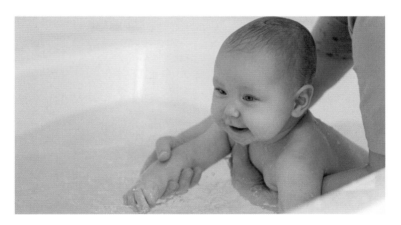

● 물에 떠 있는 아기에 비유할 수 있는 세포

꺼두어라.

먼저 호흡에 주의를 기울이는 것으로 시작해보자. 호흡에 의한 몸의 움직임을 관찰해보라. 대부분 가슴과 배에서 움직임이 느껴질 것이다. 탄력적으로 확장되는 폐의 유연성과 흉곽의 이완된 움직임을 상상해보라.

호흡을 계속하다 보면 등, 어깨, 골반 기저부 등 다른 부위도 호흡에 관여하는 느낌이 들 것이다. 호흡의 감각을 몸 전체로 확장시켜 상체, 몸통, 골반, 다리, 팔, 발, 손 등으로 숨 쉬는 것을 느껴보라. 곧이어 전신이 미묘하고 부드럽게 팽창하고 수축하는 것이 느껴질 것이다.

횡격막은 흉곽의 아래쪽에 위치한 돔 모양의 구조물로, 숨을 들이마시면 아래쪽으로, 내쉴 때는 위쪽으로 움직인다. 횡격막이 가볍게 떠 있다가 숨을 들이쉴 때 내려오면서 장기를 부드럽게 마사지하는 것을 느껴보라. 횡경막이 아래로 내려오면 장기들을 위한 공간을 만들기 위해 배가 앞으로 나온다. 또한 골반의 가장 아래쪽인 골반 기저부가 확장되는 느낌도 들 수 있다.

숨을 내쉴 때는 이러한 모든 동작이 반전된다. 횡격막은 위로 올라가고, 횡격막의 섬유들은 이완되거나 경우에 따라 스트레칭이 되기도 한다. 이와 동시에 확장되었던 폐가 부드럽게 수축하면서 갈비뼈 주변도 이완된다. 어깨와 안면근육도 편안해지는 것을 느껴보라. 숨을 충분히 내뱉고 나면 다음 들숨이 자연스럽게 이어진다.

몇 분간 숨을 쉬면서 이런 현상들을 가만히 관찰해보라. 몸속 깊숙이 세포 한가운데로 들어간다고 상상해보자. 세포의 중심부에서 호흡이 어떻게 시작되는지 떠올려보라. 이 지점에서 세포액과 세포막 그리고 몸을 통해 호흡이 바깥쪽으로 확장되는 모습을 상상해보라. 호흡은 부드러운 느낌으로 몸을 감싸는 기분 좋은 물결과 같다. 숨을 내쉬면 세포가 부드럽게 수축하듯이 이완된다.

황금빛으로 반짝이는 세포호흡

바닥이나 매트 위에 등을 대고 누워서 세포호흡에 주의를 기울여보자. 햇볕에 녹는 아이스크림처럼 몸이 이완되는 느낌이 들 것이다. 머리에서 시작해 몸 아래로 천천히 내려가면서 신체의 모든 조직을 이완시키며 몸이 녹아내리는 듯한 감각을 느껴보라.

머리에서 몸속으로 황금빛이 흘러내리는 상상을 해보자. 이 강렬한 빛깔이 몸속의 모든 세포를 가득 메운다. 세포들이 이 빛깔을 흡수하고, 세포소기관과 세포막도 모두 황금빛으로 물든다. 이내 모든 세포가 황금빛에 둘러싸여 피부에서도 그 빛깔이 보인다. 숨을 들이쉬고, 이 빛깔이 호흡에 미치는 긍정적인 영향과 들숨으로 인해 빛깔이 점점 더 강렬해지는 모습을 살펴보라. 황금빛의 기분 좋은 느낌을 있는 그대로 만끽하라. 이 빛깔은 마치 영원한 건강을 선사하는 생명의 묘약처럼 세포들을 보호하고 강화한다. 이제 무엇도 세포에게 해를 가할 수 없으며, 기능상의 문제를 일으킬 수도 없다.

이 안전한 느낌을 신체 조직으로 가져가, 잠시 호흡하며 몸 안에 있는 빛깔을 관찰해보자. 여러 색이 나타날 것이다. 이에 저항하지 말고 차분하게 지켜보라. 전면에 보라색이 나타날 수도 있고, 분홍색과 파란색의 막이 있을 수도 있다. 세포들은 여러 색깔로 활기를 띤다.

10분 정도 지나면 몸을 천천히 움직이며 치유의 호흡에서 빠져 나오면 된다.

함께하는 실습: 움직임 안에서 세포호흡 떠올리기

이번에는 누군가와 짝을 지어 실습해보자. 목적은 움직임 안에서 세포호흡을 느껴보는 것이다.

먼저 한 사람이 상대방의 등 윗부분에 손을 올린다. 해당 부위를 가볍게 두드리거나 쓰다듬으며 신체 조직 속 세포호흡이 더 활발해지도록 해준다. 그다음 어깨에 손을 올려 상대방이 어깨 속에서 이루어지는 호흡에 집중하도록 한다. 이 자세로 한동안 호흡을 이어가게 한 다음 부위를 바꾼다. 다른 신체 부위에 손을 올리고 이 과정을 반복한다. 신체의 모든 부위에서 이루어지는 호흡의 리듬이 세포호흡의 리듬과 동일하다고 상상하면 더욱 효과적이다.

이때 호흡의 주체인 상대방은 세포호흡이 감지되는 부위를 움직이게 된다. 이는 세포호흡이 촉발시킨 움직임이다. 뒤이어 다른 부위들을 터치해 세포호흡을 통한 움직임을 촉발시키면 상대방은 계속해서 그 부위를 움직일 것이다.

15분 정도 실습 하고 나면 상대방은 몸에 변화를 느끼고 세포와 세포호흡을 더 깊게 알아차리게 된다. 이제 역할을 바꿔서 실습을 진행해보자.

세포의 흐름

우리 몸은 물과 막으로 이루어져 있다고 해도 이는 과언이 아니다. 막은 인체 내 경계를 이루고, 다양한 체액을 구성하는 물은 운반과 소통의 가장 중요한 수단 중 하나다. 세포막 같은 대부분의 막은 액체를 통과시킬 수 있지만, 피부처럼 투과성이 낮거나 없는 막도 있다.

앞에서 살펴보았듯이 신체 상태는 정신에 큰 영향을 미치며, 그 반대도 마찬가지다. 몸 안에서 흐름을 느낄 수 있다면 정신에도 흐름의 감각을 전달한다. 몸의 긴장감은 정신 상태를 더 경직되게 만드는 경향이 있다. 인체 내 막들에 대한 자각은 우리에게 흐름과 투과성을 경험하게 해주고, 때로는 장벽 안에 있는 듯 좀 더 견고한 느낌을 주기도 한다. 이 견고한 느낌은 정서적, 육체적으로 힘겨운 환경으로부터 자신을 보호해야 하는 상황에서 도움이 된다.

만일 생각이 정체되고 영감이 잘 떠오르지 않는다면 체내 막들도 긴장된 상태일 가능성이 높다. 막의 유연성과 부드러운 감각을 되살리는 것이 도움이 될 것이다.

함께하는 실습: 손 호흡

서로 마주 보고 서서 상대방의 호흡에 집중해보자. 먼저 한쪽 손바닥을 들어 맞붙인다. 그 손이 서로 맞닿아 있는 두 개의 세포라고 상상해보라. 이때 손바닥의 피부는 세포막에 해당한다. 이 두 세포막은 서로 소통하며 메시지를 주고받는다. 두 세포는 소통을 돕는 액체로 가득 채워져 있다. 이 액체의 도움으로 메시지가 세포막을 통과해 상대방에게 전달된다. 이때 움직임이 감지된다면 그냥 내버려둬라. 그 움직임과 상대방의 세포호흡에 자연스럽게 반응하라. 나의 피부에서 상대방의 피부로 호흡을 불어넣어라. 상대방의 세포호흡을 감지해보라. 활발한 소통의 장이 열릴 것이다. 약 5분 뒤 손바닥을 뗀다. 팔과 손을 편안하게 둔 상태로 나의 호흡과 자세가 어떻게 변화했는지 관찰해본다.

2장

체세포라는 작은 우주

*

　　우리는 음식을 통해 몸에 필요한 영양분을 섭취하지만, 우리 몸을 구성하는 단백질은 대부분 세포소기관에서 만들어진다. 세포소기관은 생명 유지에 필수적인 모든 기초 과정을 처리하는 소형 공장이다. 체내 호흡, 신진대사, 단백질 및 효소 생산 등의 모든 과정이 세포소기관에서 이루어진다. 가장 큰 세포소기관은 세포핵이며 그 외에 미토콘드리아, 리소좀, 리보솜, 퍼옥시좀, 골지체, 소포체 등 다소 낯선 이름의 소기관이 있다. 우리 몸에는 엄청난 수의 세포소기관이 존재한다. 이 장에서 소개하는 심상 실습은 건강과 피트니스에 세포소기관을 통합시키는 데 도움을 줄 것이다.

세포가 작은 태양계라고 상상해보자. 태양(세포핵)을 중심으로 행성(그 밖의 세포소기관)이 주변을 돌고 있는 독립적인 시스템이라고 상상해보라. 태양과 행성들이 조화롭게 한 팀을 이루고 있다. 이 시스템의 모든 구성원은 끊임없이 소통하고 교류한다.

에너지 발전소
: 미토콘드리아

미토콘드리아는 에너지 생산 공장이다. 미토콘드리아는 신체의 화학적 에너지원인 아데노신삼인산[ATP]을 생산한다. ATP는 신체에서 가장 중요한 에너지 운반체다. ATP 없이는 어떤 근육도 움직일 수 없다. 더 많은 에너지가 필요한 곳에는 더 많은 미토콘드리아가 존재한다. 간세포에는 약 1,000개의 미토콘드리아가 있는 반면, 난세포에는 최대 수십만 개의 미토콘드리아가 존재한다.

미토콘드리아는 이중막을 가지고 있는 세포소기관이다. 안쪽 막은 주름이 촘촘하게 잡힌 커튼처럼 접혀 있어 바깥 막보다 표면적이 훨씬 넓다. 미토콘드리아는 실제 ATP 합성을 담당하는 곳이다. 미토콘드리아는 소화기관과 호흡기관의 핵심 연결고리로 산소와 영양소(포도당)를 활용해 에너지를 생산한다. 물, ATP, 활성산소, 이산화탄소 모두 미토콘드리아에서 생성된다.

일부 질병은 미토콘드리아의 대사 활동에 장애를 일으킨다. 예를

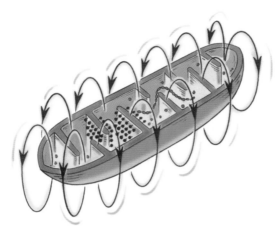

● 미토콘드리아의 단면도

들어, 미토콘드리아 내에 철분을 과도하게 축적시켜 진행성 마비 같은 증상을 일으키는 질병이 있다. 과도한 철분이 미토콘드리아에 독소로 작용해 근육을 움직일 수 없도록 만드는 것이다.

노화도 미토콘드리아와 관련이 있다. 활성산소는 에너지 생산 과정에서 발생하는 부산물로, 과도한 활성산소는 정상 세포의 사멸을 초래해 다양한 질병을 일으킨다. 활성산소가 하는 일은 간단히 말해, 신체 조직으로부터 전자를 훔치는 것이다. 이는 벽돌로 지은 건물에서 벽돌을 빼버려서 건물을 불안정하게 하고 종국에는 무너질 위험에 빠트리는 것과 같다. 항산화제가 풍부한 식품을 섭취하는 것은 이러한 현상을 예방하는 데 도움이 된다.

물이 샘솟는 세포

세포에서 물이 생성되는 모습을 상상하면 몸을 이완하고 몸 전반에 보다 유동적인 느낌을 주는 데 도움이 된다. 오른손을 왼쪽 어깨에 올리되 엄지손가락이 목에 닿도록 한다. 그러면 손이 상부 승모근에 놓이게 된다. 손이 닿은 부분 아래에서 물이 생성되는 모습을 시각화해보자. 이것이 바로 생물학적 심상이다. 해당 부위의 세포호흡을 상상해보라. 세포소기관의 무수한 막 사이로 활공하거나 미끄러지는 느낌을 떠올려보라. 막들 사이에 있는 액체는 부드러움과 편안함을 제공해준다.

이렇게 수백만 개의 청량한 샘물이 끊임없이 새로 채워지는데 어깨나 목 등의 신체 부위가 어떻게 긴장될 수 있겠는가. 한 세포에서 다음 세포로 물이 힘차게 솟구치고 물거품이 이는 수백만 개의 작은 연못이 모든 긴장을 씻어내는 모습을 상상해보라.

어깨의 유연성

이제는 어깨를 움직이면서 어깨 안에 있는 물이 움직인다고 상상해보자. 우리 몸은 약 70퍼센트가 수분이므로 어깨에서도 당연히 수분감을 느낄 수 있다.

액체의 감각을 유지한 상태로 한쪽 팔을 든다. 어깨를 들었다가 아주 천천히 떨어뜨리면서 어깨에 있는 물의 흐름과 무게를 느껴본다. 어깨를 올렸다 내리는 동작을 수차례 반복한다.

반대쪽 팔도 똑같이 해본다. 액체의 느낌을 유지하며 어깨를 들어올렸다가 천천히 떨어뜨린다. 어깨에 있는 물의 무게와 흐름을 느껴보라. 어깨를 올렸다 내리는 동작을 여러 번 반복한다.

이제 원을 그리듯 손목을 돌리면서 팔을 아래로 천천히 내려놓는다. 팔을 완전히 내리고 나서 이완된 어깨의 느낌을 충분히 즐기고, 이 기분 좋은 감각을 일상생활로도 옮겨간다.

미토콘드리아의 기원

미토콘드리아의 구조는 박테리아의 구조와 놀라울 정도로 유사하다. 이는 우리 몸의 세포가 어떻게 미토콘드리아를 갖게 되었는지에 관한 이론적 근거가 된다(미토콘드리아의 구조가 박테리아와 유사하다는 점은 현대 생물학에서 널리 받아들여지고 있는 내부공생이론 Endosymbiotic Theory의 기반이 되는 중요한 사실이다-옮긴이). 아마도 아주 오래전 더 큰 세포가 박테리아를 삼켰고, 박테리아가 세포 안에 남아 있다가 세포의 발전소 역할을 맡게 되었을 것이다. 박테리아였던 미토콘드리아는 세포 안에서 언제든 식량에 접근할 수 있는 이점을 누리게 되었고, 영양분을 얻기 위해 골치 아픈 추격전을 벌일 필요가 없어졌다.

미토콘드리아는 고유한 유전적 구성을 가지고 있어서 분열과 복제가 가능하다. 한 가지 흥미로운 사실은 미토콘드리아가 모계를 잇는다는 것이다. 즉, 미토콘드리아의 혈통은 아버지가 아닌 어머니로 거슬러 올라간다. 현대 과학에 따르면 미토콘드리아의 기원은 아프리카의 원시 어머니(이 가상의 조상을 미토콘드리아 이브Mitochondrial Eve라고 부른다-옮긴이)로까지 거슬러 올라갈 수 있다.

미토콘드리아도 훈련시킬 수 있다. 나이가 들면 미토콘드리아가 가진 기능 즉, 산소와 영양분을 처리하고 에너지를 생산하는 능력이 떨어진다. 다행히 우리는 운동을 통해 이러한 현상을 개선할 수 있다. 실제로 활동적인 사람은 미토콘드리아가 더 많고 건강하다.

미토콘드리아가 활기차게 통통 뛰는 탁구공이라고 상상하고, 세포 중앙의 깊은 에너지가 내는 윙윙거리는 소리를 상상해보라.

미토콘드리아와 함께 호흡하기

신체 호흡 중 가장 깊은 호흡은 미토콘드리아에서 일어난다(이것이 일반적으로 말하는 세포호흡이다-옮긴이). 미토콘드리아의 호흡을 상상하면 전신의 에너지, 탄력, 이완감을 느낄 수 있다.

편안하게 선 자세로 팔을 머리 위로 쭉 뻗었다가 아주 천천히 아래로 내린다. 팔을 올리면서 숨을 들이마시고, 팔을 내리면서 숨을 내쉰다. 가장 편안하게 느껴지는 속도를 찾아보라. 동작을 하는 동안 세포에 있는 무수히 많은 호흡 기관에 집중해보라. 미토콘드리아에서 호흡이 일어나는 모습을 상상해보라. 미토콘드리아는 끊임없는 순환을 통해 산소를 흡수하고 에너지를 내놓는다. 이 에너지가 흐르면서 조직에 영양분이 공급되는 느낌을 상상해보라.

몇 분 후 팔을 편안하게 하고 몸 전체에 흐르는 이완된 에너지의 감각을 충분히 즐겨라. 일상에서도 이 감각을 유지하는 것을 목표로 해보자.

균형 잡힌 양의 활성산소

활성산소는 미토콘드리아의 대사 산물 중 하나다. 미토콘드리아는 체내 에너지 공급을 담당하며 에너지 외에도 물, 이산화탄소, 활성산소를 생성한다. 그런데 체내 과도한 활성산소는 신체 조직의 손실을 가속화할 수 있다.

편안하게 누운 자세로 몸의 내부 감각을 탐색하는 시간을 가져보자. 자신에게 다음과 같은 질문을 던져보라. "특별히 기분 좋게 느껴지는 신체 부분이 있는가? 혹은 긴장감이 느껴지는 곳이 있는가? 어디에서 깊은 호흡이 일어나고 있는가? 호흡을 가장 잘 느껴지는 곳은 어디이며, 호흡을 느끼기 어려운 곳은 어디인가?"

이제 머릿속에서 생각을 모두 비워보라. 머릿속을 어지럽히는 생각들을 물줄기처럼 그냥 흘려보내거나 생각들이 먼지가 되어 기분좋은 바람에 날아간다고 상상해보라. 내 안에는 건강하고 영양분이 풍부한 생각을 위한 공간만 있다고 상상하라.

수십조 개의 세포로 구성된 우리 몸을 인지해보자. 세포막을 시각화하고 세포막이 더 밝아지는 것을 상상해보라. 세포막은 전등을 켰을 때 전등갓에 비치는 것과 비슷한 빛을 발산한다. 세포막은 가볍고 탄력적인 느낌을 받는다.

마음의 눈으로 세포 내부를 계속 떠다니다가 에너지를 생산하는 발전소인 미토콘드리아에 도착한다. 이 세포소기관에서는 기분 좋은 온기가 뿜어져 나오는데, 마치 추운 겨울날 벽난로 앞으로 다가가는 것과 같은 설렘 가득한 따스한 느낌이다.

미토콘드리아에서 황금빛이 뿜어져 나오고, 내부에서는 산소와 영양분이 에너지로 전환되고 있다. 언제든 이용 가능한 충분한 양의 산소가 있는 미토콘드리아에서 영양분이 온전히 에너지로 전환되는 것을 느껴보라. 근육을 포함한 신체의 모든 구조에 충분한 에너지가 공급되는 것을 느껴보라. 활성산소는 체내 재생 과정에 필요한 만큼만 생산되며, 미토콘드리아는 최적의 균형을 잘 유지하고 있다.

이 편안한 감각에 잠시 머물러 있다가 세포 밖으로 나온다. 이제 다시 나의 호흡을 관찰해보자. 호흡에 어떤 변화가 생겼는가?

충분히 그 변화를 느낀 다음 몸을 옆으로 눕혀 충분한 휴식을 취한 뒤 천천히 일어난다.

미토콘드리아를 통한 지구력 향상

심장처럼 큰 에너지가 필요한 곳에는 미토콘드리아가 더 많이 있다. 운동을 하면 미토콘드리아의 내막이 확장되고 외막과 내막 사이의 공간이 넓어지며 대사가 촉진된다. 달리기, 수영 등 심혈관계를 자극하는 운동을 장시간 하고 있다면 다음의 시각화가 도움이 될 것이다.

미토콘드리아의 외막과 내막 사이의 공간이 크게 넓어지는 모습을 시각화해보자(과학적으로 미토콘드리아의 내막과 외막 사이의 공간이 물리적으로 넓어진다는 직접적인 연구결과는 없다. 하지만 운동에 따라 미토콘드리아의 크기가 커진다는 점을 고려할 때, 미토콘드리아의 내막과 외막 사이 공간이 넓어질 가능성이 있다는 의미로 해석된다-옮긴이). 이는 압축되어 있던 베개가 푹신하게 부풀어 오르는 듯한 감각을 촉발시킨다. 눌려 있고 납작했던 상태가 시각화로 인해 활짝 펼쳐지고 넓어진 것이다. 그 결과 미토콘드리아의 용량이 늘어나고, 갑자기 지구력이 향상된 듯한 느낌이 들 것이다.

이 시각화를 직접 경험한 적이 있다. 어느 날 나는 수영을 하면서 미토콘드리아를 시각화해보았다. 머리를 물속 깊이 담그고 있던 도중에 시각화를 집중적으로 유지할 수만 있다면 물속에서 숨을 더 오래 참을 수 있다는 것을 깨달았다. 오랫동안 물속에서 머물 수 있는 고래와 돌고래는 이 기술에 능숙할 것이다. 이들은 미토콘드리아를 통제해 이산화탄소를 더 적게 생산하거나 아주 큰 미토콘드리아를 가지고 있을 것이다.

단백질 공장
: 소포체

소포체는 선명한 미로와 같은 수많은 통로로 구성되어 있다. 선세포(분비샘을 구성하는 세포로, 분비세포 또는 샘세포라고도 불리며, 분비와 관련된 물질을 생산하고 분비하는 역할을 한다-옮긴이)를 들여다보면 소포체로 가득 차 있는데, 이는 호르몬 등의 생산을 담당한다. 소포체를 시각화해보면, 막 안에 또 다른 막이 가득 차 있고, 그 안에 더 많은 막이 가득한 모습을 떠올릴 수 있다.

소포체는 조면소포체rough endoplasmic reticulum, RER와 활면소포체smooth endoplasmic retiulum, SER로 나뉘며, 둘 다 막과 공간으로 구성되어 있다. 공간이 좁은 것도 있고 넓은 것도 있으며, 관이나 통로, 공기방울처럼 생긴 소포를 포함하기도 한다. 소포체는 세포핵의 막과 자연스럽게 합쳐진다. 만약 이탈리아 베네치아의 수로를 본 적 있다면 그것을 상상해보라. 다만, 베네치아의 수로와 달리 소포체의 통로는 일관성이 없고, 디스크, 관, 새로운 통로 및 돌출부를 만들어가며

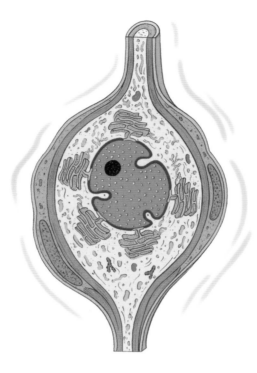

● 핵막에서 떨어져 나오는 소포체

형태를 바꾼다. 베네치아의 수로가 매일 형태나 배치를 바꾼다고 가정해보자. 만약 실제로 그렇다면 관광객은 물론 어느 누구라도 길을 찾기가 상당히 어려울 것이다.

　이렇듯 세포 수준에서 보면 인간의 몸은 놀라울 정도로 유연하다. 세포 속 세상은 모든 것이 바쁘게 움직이고, 서로 부딪혀 반응을 일으키며, 새로운 물질을 만들어내기도 하는 무중력 환경, 즉 부유하는 세계와 같다. 표면적인 신체 부위가 아무리 경직된 것처럼 느껴지더라도 그 안의 세포는 유연하고 부드러우며 끊임없이 변화한다. 이러한 개념과 느낌, 이미지를 몸 전체로 확장시키면 놀라울 만큼 자유롭고 잠재력이 충만한 느낌을 얻을 수 있다. 우리는 세포 수준에서 언제나 매우 창의적이다.

이 모든 것이 상상에 불과하다고 주장할 수도 있다. 하지만 그렇게 생각한다면 인체의 생물학적 작용을 부정하는 것과 다름없다. 우리는 곧 우리의 세포이기 때문이다. 우리는 세포로 이루어져 있으며, 우리 안에서 벌어지는 모든 일은 모두 세포가 수행하는 것이다! 다시 말해, 우리가 실제로 느끼는 것은 모두 세포에 의한 것이며, 신체의 감각을 유발하는 것은 뉴런이나 다른 세포들의 활동이라고 말할 수 있다.

조면소포체의 표면에는 리보솜ribosome이라는 작은 점 모양의 구조물이 조밀하게 박혀 있는데, 그 모습이 마치 창에 맺힌 빗방울 같다. 리보솜이 생산한 단백질들은 조면소포체 내강에 저장된다. 작은 페이스트리가 촘촘히 올려져 있는 컨베이어벨트를 떠올려보라. 이 페이스트리들은 조면소포체의 파이프라인을 따라 더 멀리 운송되기를 기다리고 있다.

세포 내에서는 단백질들의 분리가 매우 중요한데, 예를 들어 효소가 적절히 분리되지 않을 경우 세포질이 손상되거나 원하지 않는 때에 조기 반응이 일어날 수 있다. 조면소포체에서 만들어진 생산물 중 일부는 리소좀과 퍼옥시좀으로 보내지고, 나머지는 세포 밖으로 배출된다.

조면소포체는 단백질을 위한 컨베이어벨트 역할을 하는데, 상황에 따라 형태를 바꿀 수 있으며 상당히 탄력적이다. 면역세포의 일종인 형질세포는 수많은 조면소포체를 가지고 있으며, 주로 항체 같은 중요한 단백질을 합성하는 역할을 한다. 형질세포는 활면소포체도 많이 가지고 있는데, 활면소포체는 표면에 리보솜이 없고 파이프 같은 모양을 하고 있다. 놀랍게도 세포는 약 50만 가지의 단백질을 생산할 수 있다. 세포 수준에서 인간은 빠르고 효율적인 단백질 생산 공장이라고 볼 수 있다.

물 위에 떠다니는 수건

어릴 때 나는 목욕하면서 이따금 동그랗게 말아둔 수건을 물에 빠뜨리곤 했다. 물에 빠진 수건은 겹겹이 접힌 채 물 위를 떠다니는 부드러운 덩어리 같았다. 이것을 소포체에 대한 감각을 키우기 위한 은유적 심상(시각, 운동감각, 촉각)으로 사용해보자. 떠다니는 층들이 물속에서 복잡한 지형을 이루며 접힌 막들을 무수히 구성한다. 세포 안의 막들이 물속을 떠다니는 여러 개의 수건이라고 상상해보라. 물이 움직이면 수건도 움직인다. 반대로 수건이 움직이면 물도 그 움직임에 영향을 받는다.

세포막의 연결성

소포체의 가장 안쪽에 있는 막과 세포핵부터 피부에 이르기까지, 우리 몸 안의 모든 막이 서로 연결되어 있다고 상상해보자. 막의 연결성은 외층을 내층으로, 또는 그 반대로 이어질 수 있게 해준다. 이런 의미에서 모든 막은 결국 세포핵과 접촉되어 있는 셈인데, 이는 꽤 놀라운 개념이다. 이로써 우리는 인체의 막을 통해 몸의 모든 부분이 하나로 연결되는 통합적인 느낌을 경험하게 된다.

인체의 가장 작은 공장
: 리보솜

     수많은 필수 단백질을 생산하는 리보솜은 인체의 가장 작은 공장이라고 할 수 있다. 우리 몸의 설계도인 '청사진'과 실존하는 물리적 존재의 핵심 연결점이 리보솜에 있다. 리보솜은 세포핵으로부터 단백질 합성을 위한 청사진을 전달받는데, 이 청사진에는 유전 정보가 담긴 메신저 리보핵산mRNA이 포함되어 있다. 리보솜이야말로 우리 존재가 자리하는 곳이며, 그렇기에 시간을 내어 의식을 집중해볼 만한 곳이다.

     앞서 조면소포체에 리보솜이 박혀 있다고 했는데, 모든 리보솜이 조면소포체에 존재하는 것은 아니다. 일례로 자유리보솜과 폴리리보솜은 세포질에 분포한다. 자유리보솜은 소포체에서 유리되어 세포질에 떠다니는 것으로 적혈구의 산소 흡수를 돕는 헤모글로빈을 생성한다. 또한 mRNA 가닥에 여러 개의 리보솜이 화환처럼 둥글게 연결된 채 세포 내부를 떠다니기도 하는데, 이것이 폴리리보솜이다.

mRNA는 리보솜이 단백질을 합성하는 데 필요한 모든 정보를 담고 있다. mRNA는 일종의 구상도로, 이 자료를 바탕으로 인체는 발달해나간다. 리보솜과 조면소포체는 이 구상을 구현하는 공장이다. 즉, 리보솜은 계획과 물리적 실체의 연결 통로다. 조면소포체가 활동하기 전까지 우리의 신체 구조는 그저 청사진으로만 존재한다.

어쩌면 우리가 이러한 기능들에 영향을 미칠 수 없다고 생각할지도 모르겠다. 하지만 이제 우리는 그런 생각이 사실이 아니라는 점을 알고 있다. 앞에서 말했듯 우리 몸은 정신적, 감정적, 신체적 행동에 따라 얼마든지 변할 수 있는 가소성이 있다. 만약 우리가 행동을 바꿔 뇌 특정 부위의 세포가 증가하고 신경연결망이 재구성되었다면, 이 과정에는 분명 리보솜이 관여되어 있다.

리보솜을 위한 에너지

세포를 시각화하려면 먼저 신체를 이완시켜야 한다. 신체 이완은 호흡 등을 통해 몸에서 일어나는 감각에 주의를 집중하는 것이 도움이 된다. 또는 움직임을 통해 몸을 이완시킬 수도 있다. 예를 들어 어깨를 위로, 뒤로, 아래로, 앞으로 움직이며 원을 그려본다. 이 동작을 하면서 의식적으로 호흡해보자. 움직임과 호흡에 각각 집중해보고, 동시에도 집중해보라. 1~2분 뒤에 어깨를 돌리는 방향을 반대로 바꿔 동작을 반복한다. 이렇게 하고 나면 어깨에 긴장이 풀리고 마음도 한결 편안해진 느낌이 들 것이다.

이제 몸을 구성하는 여러 층을 지나 세포막까지 내려간다고 상상해보자. 더 깊이 세포 안으로 들어가서 앞서 살펴본 여러 구조물을 확인해보라. 이 구조물들이 다양한 색깔을 띄었다고 상상해도 좋다. 소포체에 박힌 리보솜을 떠올리며 구불구불한 막에 분포한 작은 점들을 시각화할 수도 있을 것이다. 이제 리보솜 안으로 청사진의 정보가 흘러 들어가는 모습을 생생히 그려보자. 이 정보가 건강하고 아름다운 신체 조직들을 만드는 데 사용되는 것을 상상해보라. 청사진에서 조립으로 이어지고, 아주 멋지게 창조된 내 모습에 이르기까지 건실한 생산 여정에 계속해서 집중해보라. 이 과정에 나 자신이 가장 긍정적인 방식의 영향력을 미치고 있다고 상상하라. 가장 멋진 나를 만들겠다는 책임감을 가져라. 신체 조직들은 끊임없이 새롭게 교체된다. 훨씬 더 좋고 순수한 것들로 신체 조직이 교체되는 모습을 상상해보라.

사랑의 리보솜이 선사하는 매끄러운 피부

이제 신체 여러 부위의 리보솜에 집중해보자. 예를 들어 피부세포 속에 있는 리보솜이 매끈하고 아름다운 피부를 만들기 위해 완벽한 피부 단백질을 생산하는 모습을 떠올려보라. 또는 유연하고 탄력 있는 몸을 위해 관절 속 리보솜이 완벽한 윤활액을 만드는 모습을 상상해보라.

몸의 어느 부위에서든 리보솜이 사랑과 기쁨을 가득 담아 단백질을 생산한다고 상상해보자. 사랑이 가득한 단백질은 훨씬 더 튼튼하고 회복력도 강하다. 잘 알려져 있듯 서로 돌보고 배려하는 환

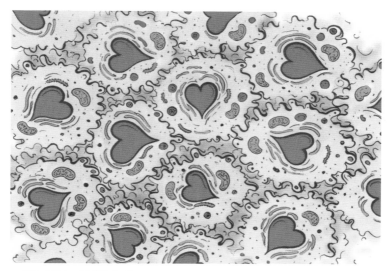

● 하트 모양으로 시각화한 세포들

경에서 살아가는 사람이 더 오래 산다. 돌봄과 배려가 넘치는 환경의 감각을 세포에게 직접 선사해보자. 마음의 눈으로 세포 속 리보솜과 조면소포체에 '사랑'이라는 단어를 새긴다. 이 느낌은 세포 전체로 퍼져나간다. 세포들은 자신이 하는 일을 사랑하며, 이를 통해 우리는 세포 안에서, 나아가 몸 전체에서 깊은 만족감을 느낀다.

세포의 우체국
: 골지체

    세포소기관의 일종인 골지체는 이탈리아의 신경조직학자 카밀로 골지Camillo Golgi에 의해 처음 발견되었으며, 그의 이름을 따서 명명되었다. 골지체는 우체국과 같아서, 소포체로부터 전달받은 단백질과 지질 등의 '제품'을 검수하고 분류해 포장까지 하는 역할을 수행한다. 대부분의 제품은 약간의 가공과 변형이 필요하기 때문에 일정 기간 숙성시켜 작은 방울 모양의 소포vesicle(여기서의 소포는 앞서 나온 소포체와는 다른 것이다-옮긴이)에 포장하기까지 어느 정도 시간이 걸린다. 또한 소포 안에서도 화학적 숙성 과정이 계속될 수도 있다. 좋은 치즈나 와인을 만드는 과정과 마찬가지로 단백질의 숙성에도 시간이 필요하다.

    골지체는 마치 공기를 불어넣은 캔버스를 겹겹이 쌓아놓은 것처럼 생겼다. 그리고 각각의 골지체에는 볼록한 면과 오목한 면이 있다. 골지체를 이루는 층들은 이중벽으로 된 건물들과 유사한 형태

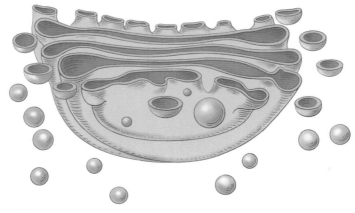

● 골지체와 소포들

로, 서로 맞닿아 있지는 않지만 각각의 모양에 따라 가지런히 정렬되어 있다. 골지체의 볼록한 면에서는 흡수와 성장이, 오목한 면에서는 숙성과 방출이 일어난다. 모서리 부분은 조금 넓은 편으로, 작은 소포들이 존재한다. 매 순간 수많은 소포가 골지체에서 방출된다. 우리는 골지체의 오목한 면 모서리에서 분리되어 방출되는 소포들을 비눗방울로 시각화해볼 수 있다.

자유롭게 떠다니는 운송용 비눗방울의 심상은 그 움직임을 연상하는 데는 도움이 되지만 생물학적으로 정확한 이미지는 아니다. 세포 안에는 세포의 중심부에서부터 주변부까지 연결되어 있는 미세소관이 있다. 마치 철로와 같은 이 길 위에는 소포를 운반할 수 있는 작은 단백질 기관차가 있다. 이 기관차의 한 종류인 디네인dynein은 세포의 주변부로부터 골지체 근처의 중심부, 말하자면 세포의 중앙역까지 운반을 담당한다. 또 다른 기관차인 키네신kinesin은 주변부로의 운반을 담당한다. 이 기관차들의 움직임은 마치 나뭇가지에서 움직이는 애벌레와 흡사하다.

소포체는 단백질들을 골지체로 전달하고, 골지체에서는 이 단백질들의 재구조화가 이루어진다. 이 개조 작업은 단백질과 탄수화물의 결합을 포함하는데, 이는 마치 작은 천 조각들을 꿰매어 드레스를 만드는 것과 같다. 이 결합물은 세포막을 형성하는 단백질이나 지방 성분(지질)으로도 사용된다.

소포는 또한 세포막과 융합해 소포 안에 담긴 내용물을 세포 밖으로 내보낼 수도 있다. 몇몇 소포들은 리소좀을 만들기도 하는데, 이 리소좀들은 세포의 소화 및 재활용 시스템을 구성한다.

비눗방울 같은 소포

소포를 시각화하기 위한 가장 좋은 방법은 비눗방울을 관찰하는 것이다. 비눗방울이 부풀어오르다가 막대에서 분리되어 공중에 떠다니는 모습을 지켜보라. 크기는 소포보다 훨씬 크지만 움직임은

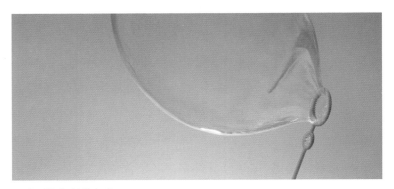

● 비눗방울에 비유할 수 있는 소포

소포와 상당히 유사하다. 이제 몸 안에서 이런 움직임이 초당 수백만 번씩 일어나고 이 움직임으로 다양한 물질들이 세포 안팎으로 분배되는 모습을 상상해보라. 몸속에서 수백만 개의 비눗방울이 무중력 상태로 떠다니는 모습을 그려보면, 온몸이 가벼워지고 마치 몸속을 유영하는 듯한 느낌이 든다. 실제로 소포가 떠다니는 공간은 무중력 상태와 같다.

비눗방울과 같은 소포는 세포막을 통과해 인접한 세포로 이동할 수 있다. 말 그대로 세포막의 한쪽에서 푹 떠서 반대쪽으로 배출하는 셈이다.

재활용 공장
: 리소좀

    1955년, 리소좀이 별도의 세포소기관이라는 사실이 밝혀졌고, 이후로 과학자들은 리소좀의 역할에 대한 이해를 넓혀왔다. 리소좀은 막으로 둘러싸여 있으며 강한 산성을 띤다. 리보솜에서 생산된 산성 효소가 소포체를 통해 골지체로 운반되어 막으로 포장되면 리소좀이 된다.

    리소좀은 원형 또는 타원형의 형태를 띤다. 비교적 밝은 내용물을 담은 큰 리소좀도 있고, 결정질의 내용물을 포함하는 것도 있다. 앞서 언급했듯 리소좀은 세포 내 소화 시스템을 형성해 액포에 수집된 수명이 다한 세포소기관을 분해하고, 이를 처리하기 위해 쓰레기봉투를 생성하는데, 이것을 액포라고 부른다. 리소좀은 이 액포를 소화시켜 제거한다.

    리소좀은 배아의 장기 발달에 매우 활발하게 관여한다. 장기가 발달하려면 조직이 생성되는 동시에 특정 세포들이 해체되어야 한

내 안의 세포를 깨우는 세포 심상 훈련

다. 예를 들어 배아의 손에는 개구리처럼 물갈퀴가 있는데, 이 조직은 개별 손가락의 발달을 돕지만 역할을 다하고 나면 쓸모가 없어진다. 리소좀을 가득 지닌 청소세포들은 이런 과도한 조직을 소화시켜 제거해준다.

리소좀은 일종의 재활용 공장으로 세포 안에서 소화기와 신장 기능을 동시에 수행한다. 리소좀은 세포의 사용된 부분을 구성 요소로 분해해 세포질 내 재활용 시스템으로 보낸다. 풍부한 리소좀을 보유한 청소세포들은 흡수된 미생물들을 분해한다. 간, 비장, 골수에는 이런 청소세포들이 많이 존재한다. 이들 세포가 낡은 혈액 성분, 독소, 세균 및 다른 물질들의 분해를 담당한다. 간에 있는 청소세포인 쿠퍼세포Kupffer's cell도 세포 내 리소좀 덕분에 정화 기능이 가능한 것이다.

폐에 있는 폐포대식세포 역시 리소좀을 많이 가지고 있어서 폐를 청소하는 특수한 '진공 청소기' 역할을 한다. 폐는 호흡할 때 산소와 함께 들어오는 먼지와 독소에 지속적으로 노출되기 때문에 깨끗이 관리되려면 폐포대식세포가 필수적이다. 이 외에도 부신, 골수, 비장 등 분해와 소화가 많이 일어나는 신체 곳곳의 세포에서 다량의 리소좀을 찾아볼 수 있다.

소화되어야 할 무언가가 청소세포에 흡수되면(식세포 작용) 일단 파고솜phagosome이라는 막에 둘러싸인다. 그리고 리소좀이 그것을 제거할 시간을 마련할 때까지 세포 안을 떠돌아다닌다. 이는 마치 쓰레기봉투가 세포 안을 떠돌아다니고, 날아다니는 쓰레기 처리 장치가 한 번에 하나씩 그것을 붙잡아 처리하는 양상과 같다. 효소에 의해 모든 게 분해된 뒤에는 잔여물이 생기는데, 이를 리포푸신 lipofuscin이라고 한다. 이러한 잔여물이 많으면 세포의 색이 변하거나 색소침착이 발생한다.

리소좀에 문제가 생기면 마치 환경미화원들이 파업을 일으킨 것처럼 노폐물이 쌓이게 된다. 체내 다양한 저장 기능의 장애가 이러한 문제를 일으킬 수 있으며, 특정 약물도 리소좀의 분해 기능을 저해할 수 있다.

리소좀은 림프계와 밀접한 관련이 있다. 림프계는 림프절과 림프관으로 구성되며 림프 순환을 통해 세균, 바이러스, 세포 파편들을 제거하고 처리한다. 림프계는 체내 청소 시스템으로, 심장으로 돌아가는 체액의 약 10퍼센트 가량이 림프관을 통과한다. 혈액은 정맥을 통해 심장으로 돌아갈 때 정화를 위해 일단 림프관으로 직행한다. 정수 시설과 마찬가지로 체액은 정상 순환으로 복귀하기 전에 반드시 정화 과정을 거쳐야 한다. 림프계는 또한 소화관에서 흡수된 지방을 운반하는 기능도 하는데, 그래서 우윳빛을 띠고 있다.

세포를 염증으로부터 보호하기

리소좀은 세포에서 원치 않는 모든 종류의 물질을 녹여 없앤다. 리소좀의 내부는 물질을 부식시키는 성질이 있으며 세포막 안에는 글리코칼릭스glycocalyx라는 보호층이 있다. 몸에서 염증이 진행되는 동안에는 분해해야 할 물질이 매우 많기 때문에, 리소좀이 분해 과정에 동참한다. 어느 날 나는 무릎의 활액낭(힘줄의 부드러운 작용을 돕는 지방층의 일종-옮긴이) 염증으로 인해 무릎 통증을 겪은 적이 있다. 나는 리소좀이 광란의 청소 작업을 누그러뜨리는 모습을 상상했고, 그 즉시 무릎이 한결 나아지는 느낌을 받았다. 당시 상황을 해석해보자면, 리소좀이 부식성을 과도하게 활성화시킨 탓에 필요 이상의 반응이 일어났던 것이 아닐까 싶다.

당시 경험이 단순히 플라시보 효과였거나 평소의 긍정적인 태도가 낳은 결과라고 볼 수도 있다. 하지만 구체적인 시각화는 분명 내게 도움이 되었다. 그러니 회의적인 생각에 휩쓸릴 필요는 없다. 가능한 일이라고 믿지 않는다는 이유로 경험해볼 필요조차 없다고 생각하는 것은 심상의 목적 자체를 무너뜨리는 일이다.

앞서 말했듯 리소좀은 우리에게 필요하지 않은 것들을 모두 없앤다. 세포가 더 이상 필요로 하지 않는 모든 것이 리소좀에 의해 흡수되고 제거된다고 상상해보자. 내 안의 세포가 정화되고 맑아지는 것을 느낄 수 있을 것이다. 세포들은 더 가벼워지고, 몸 전체가 균형을 이루며, 산소가 각종 쓰레기를 거치지 않아도 되기에 호흡도 더 자유로워진다. 세포들이 밝고 순수하게 빛난다.

세포 구축 및 정화

우리 몸에서 더 이상 필요하지 않은 물질이 있는 곳, 분해가 일어나는 곳, 잔해들이 분리되어 새로운 물질로 재활용되는 곳으로 의식을 집중해보자. 이곳이 바로 인체의 신장에 비유할 수 있는 리소좀이다. 리소좀은 신체의 기능을 방해할 수 있는 세포 파편들을 끌어모은다. 마치 최신형 진공청소기처럼 모든 '세포 먼지'들을 흡수해 제거하며, 이를 통해 세포는 더 건강해진다. 결국 리소좀 덕분에

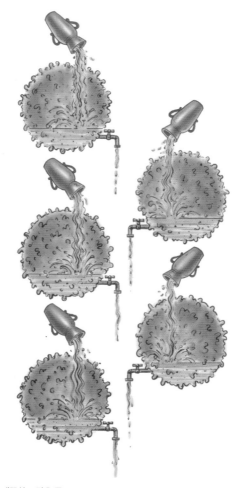

● 세포를 정화하는 깨끗하고 맑은 물

깨끗하게 정화된 세포만 남게 된다.

세포막이 유익한 것은 모두 흡수하고, 해로운 것은 일절 거부한다고 상상해보라. 사랑, 평화, 안정감, 행복, 에너지, 만족감, 이완을 향해 세포들이 활짝 열려 있다. 이러한 긍정적인 감정들이 신비의 묘약처럼 세포 안으로 쏟아져 들어온다. 증오, 질투, 시기, 분노, 탐욕 같은 부정적인 감정은 모두 세포 밖에 남는다. 이들은 청소세포에게 잡아먹히고 재활용되어 긍정적인 감정을 위한 양분이 된다.

세포막이 긍정적인 감정을 통과시키는 것을 느껴보라. 이 긍정의 감정을 수용하기 위해 세포막이 한껏 넓어진다. 숨을 들이쉴 때마다 긍정적인 감정을 가득 받아들이고, 내쉴 때마다 부정적 감정을 뱉어낸다. 모든 세포가 노폐물을 내보낼 수 있는 배출구를 가지고 있다고 생각해보자. 이 배출구를 통해 해로운 모든 물질을 제거하는 동시에 영양 가득한 양분과 긍정적 감정으로 세포가 채워진다.

분해와 합성 기관
: 퍼옥시좀

퍼옥시좀peroxisome은 모든 세포에 존재하지는 않으며, 형태도 일정하지 않다. 간과 신장에서 많이 발견되는데, 이곳에 머물며 지방산과 요산의 분해를 돕는다. 요산의 분해는 조직, 특히 관절의 건강에 중요하며 통풍을 예방해준다. 퍼옥시좀은 플라스마로젠plasmalogen이라는 물질을 생성하는데, 이는 뉴런을 감싸고 있는 미엘린에서 가장 많이 발견되는 인지질이다. 따라서 퍼옥시좀은 뇌와 신경계의 건강에도 핵심적인 역할을 한다. 어쩌면 퍼옥시좀은 어쩌면 미토콘드리아 이전에 세포 최초의 에너지 전달 시스템이었을 수 있다.

녹아내리는 긴장감

오른쪽의 팔과 어깨, 팔꿈치의 모든 관절을 움직여보라. 이때 퍼옥시좀이 수월하고 편안한 움직임을 적극적으로 도와준다고 상상해보자. 점점 더 관절과 조직에서 탄력과 뻥 뚫린 느낌이 든다. 만약 뻣뻣함이 느껴진다면 퍼옥시좀이 이 뻣뻣함을 분해해 소화시킨다고 상상해보라. 긴장이 몸 안에서 모두 녹아 사라진다.

이번에는 왼쪽의 팔과 어깨를 비롯해 척추로까지 확장해 더 많은 관절을 움직여본다. 움직임을 방해할 만한 요소들이 모두 녹아내리고 몸 밖으로 씻겨나가는 모습을 떠올려보라. 점점 더 유연해지고 부드러워지며 가벼워지는 감각을 느껴보라. 퍼옥시좀과 리소좀이 유연성의 향상을 위한 작업에 매진하는 가운데, 우리 몸이 더 편안하고 유연하게 움직인다고 상상해보라. 이 심상의 활용은 내면의 요가, 세포의 스트레칭 및 회전운동을 하는 것과 같다. 세포 매트릭스에 내재된 유연성의 체화를 통해 직접 몸을 움직여서 스트레칭을 하지 않고도 유연성을 얻을 수 있다.

건강한 미엘린

퍼옥시좀이 신경계의 건강을 위해 플라스마로젠을 열심히 만들어내고 있다고 상상해보자. 여러 겹의 건강한 막으로 둘러싸여 신경전도율, 영양, 안전성이 높아진 신경들을 시각화해보라. 나 자신이 중추신경 및 말초신경 세포가 되어 내 몸을 보호하는 미엘린을 자석처럼 끌어당긴다고 상상해보라. 딱 필요한 만큼의 미엘린을 확보해 신경 전달을 더 원활하고 편안하게 이루는 모습을 떠올려보라.

주머니 모양의 운송장치
: 액포

소포의 일종인 액포vacuole, 液胞는 앞서 여러 차례 언급했다. 액포는 세포와 직접 접촉하지 않고 사이토시스cytosis라는 과정을 통해 세포를 통과한다. 또한 세포내이입endocytosis을 통해 소포가 세포에 의해 받아들여지고 흡수된다. 이 작업은 세포막에서 광범위한 테스트를 거친 후에 발생한다.

그런가 하면 세포는 액포를 분비할 수도 있는데, 이를 세포외배출작용exocytosis이라고 한다. 이 작업은 세포가 몸의 나머지 부분에 주는 선물과 같다. 세포 내 다양한 물질을 분비하는 것이 주된 기능인 선세포는 많은 액포를 생성하며, 이 액포에서 호르몬이 세포 사이의 공간으로 방출된다.

액포와 함께하는 여행

자신이 거대한 액포 안에 앉아 있다고 상상해보자. 이 액포는 세포를 통과하는 여정을 함께할 우리의 동반자다. 우리의 임무는 모든 세포소기관을 방문해 격려하고 칭찬하는 것이다. 이 여행의 목표는 몸 전반에 걸쳐 움직임과 투과성을 느끼게 하는 것이다. 액포를 통해 신체 조직이 깨끗이 청소되고 서로 소통할 수 있기에 우리의 모든 긴장은 말끔히 사라진다.

이제 막에서 어떤 움직임이 일어나는지, 액포가 어떻게 막을 통과해 지나가는지 확인해보자. 흐름을 타고 떠다니며 세포막을 통과하는 모습을 상상해보라. 부드럽게 떠올라 세포 밖으로 나갔다가 다시 흐름을 타고 안으로 들어간다. 세포 내부를 잔잔한 호수라고 생각해보라. 세포를 떠나는 즉시 세포가 더 활기를 띠고 호수 물에 더 많은 움직임과 방향성이 생겨난다. 흐름이 더 강해지고, 그 느낌이 모든 것을 관통한다. 무한한 투과성과 함께 모든 것이 유동성을 갖고 흐르고 있다. 액포에 몸을 맡기고 몸 전체와 세포막들을 통과해 여행해보자.

이 심상이 몸에 대한 감각에 어떤 영향을 미치는지 확인해보라. 몸 안에서 이 모든 흐름을 느낀 이후에 주변이 어떻게 인식되는가? 사고의 질적인 변화가 생기지 않았는가?

세포의 뼈대
: 세포골격

세포는 역동적이고 유연한 골격을 가지고 있는데, 이것을 세포골격이라고 부른다. 세포골격은 어떤 상황이든 적응할 수 있으며, 1분 안에 에펠탑을 세울 수 있을 만큼 그 속도가 매우 빠르다. 세포골격은 미세소관, 미세섬유(또는 액틴 섬유라고도 불린다-옮긴이), 중간섬유로 구성된다. 가변성이 뛰어난 세포골격은 세포의 형태나 이동은 물론 세포소기관과 소포의 수송에도 필수적인 역할을 한다. 세포골격의 구성과 기능을 뼈와 근육 등에 비유한다면 미세소관은 뼈에, 미세섬유는 근육에, 중간섬유는 결합조직에 대응한다.

미세소관은 세포의 철골구조에 해당한다. 이들은 튜불린tubulin이라는 개별 부품으로 구성되어 있으며, 건물을 짓는 것과 유사하게 조립된다. 완성된 미세소관은 세포 내에 개별 혹은 다발로 배열된다. 또한 매우 신속하게 분해되며, 분해된 개별 부품은 반복적으로 재사용될 수 있다. 미세소관은 텐트의 폴대에 비유할 수 있다. 세포

내 안의 세포를 깨우는 세포 심상 훈련

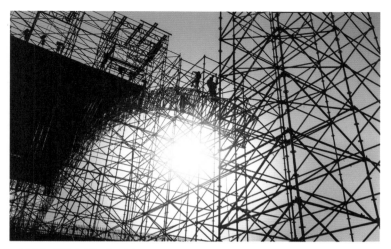

● 비계에 비유할 수 있는 세포골격

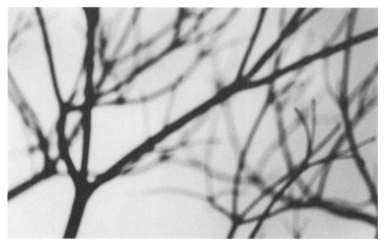

● 세포를 가로지르는 모습을 나뭇가지가 서로 교차하는 모습에 비유할 수 있는 미세소관

막은 텐트의 벽이 되고, 폴대 위에 펼쳐져 있다. 미세소관이 망가지면 세포는 죽는다. 비유하자면, 텐트가 무너져 내린 셈이다.

뇌의 역할을 하는 미세소관

미세소관은 소포 방울을 소포체에서 골지체 그리고 세포 전체로 운반하는 철도와 같다. 이때 디네인, 키네신 같은 단백질이 운송을 담당하는 기관차 역할을 한다. 예를 들어 배낭을 메고 나뭇가지를 가로질러 이동하는 애벌레를 떠올려보라. 나뭇가지는 미세소관에 해당하고, 애벌레는 디네인 또는 키네신, 배낭은 소포 방울에 해당한다.

미세소관은 섬모를 형성해 세포에서 물을 헤쳐 배를 나아가게 하는 노의 역할을 한다. 섬모는 작은 털 같은 돌기로, 세포가 앞뒤로 움직일 수 있게 해준다. '실룩이는 털'이라고도 불리는 섬모는 폐와 나팔관 등에서도 찾아볼 수 있다. 섬모는 조화롭고 리드미컬하게 구부러지고 흔들리는데, 그 모습이 마치 바람에 흔들리는 옥수수밭처럼 보인다. 나팔관의 섬모는 수정란을 자궁 쪽으로 이동시키고, 폐에 있는 섬모는 먼지나 불순물 입자를 위로 밀어올려 제거해

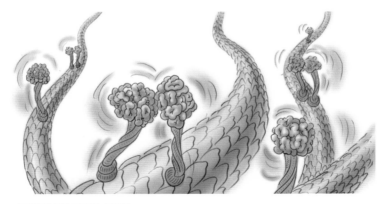

● 미세소관 위를 이동하는 디네인

내 안의 세포를 깨우는 세포 심상 훈련

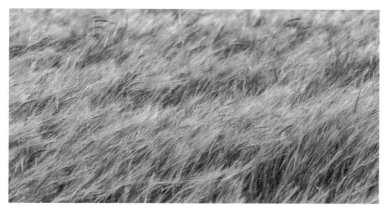

● 바람에 흔들리는 밀밭에 비유할 수 있는 편모

준다. 지속적인 흡연과 대기에 있는 오염된 산소를 들이마시는 행위는 섬모를 크게 손상시킨다. 그나마 다행인 것은 담배를 끊으면 섬모도 회복된다는 점이다.

더 긴 형태의 섬모를 편모라고 하며, 이 역시 미세소관으로 구성된다. 정자에게 추진력을 제공하는 꼬리 부분도 긴 편모에 해당한다.

세포 분열에 필수적인 중심소체

모든 세포에는 원통형의 중심소체가 있다. 이들은 미세소관의 중앙역이라고 할 수 있는 세포 중앙의 골지체 근처에 위치한다. 3개의 미세소관을 한 단위로, 총 9개 단위가 엮여 중심소체를 구성한다. 즉, 총 27개의 미세소관이 하나의 중심소체를 형성한다. 대부분의 경우 중심소체는 두 개가 한 쌍을 이루고 있으며, 서로 수직으로 교차하듯 배열되어 있다.

중심소체는 세포분열에 필수적인 요소다. 세포분열 시 중심소체

체세포라는 작은 우주   115

는 복제되고, 세포의 끝부분인 세포극에서 유전 물질을 조직하는
일을 돕는다.

가늘지만 튼튼한 미세섬유

미세섬유는 가늘지만 튼튼한 거미줄에 비유할 수 있다. 이들은
한 가닥의 실 혹은 그물처럼 얽인 구조로 존재한다. 미세섬유는 액
틴actin이라는 둥그스름한 단백질로 이루어져 있으며 길이가 긴 편
인데, 특히 근육세포의 미세섬유는 유난히 길다. 근육세포에서 미
세섬유는 마이오신 섬유와 함께 근육 수축을 일으킨다. 액틴과 마
이오신은 심장근과 가로무늬근, 민무늬근 모두에 존재한다. 가로무
늬근은 상완이두근, 둔근 등 우리가 일반적으로 생각하는 골격근을
말하며, 민무늬근은 주로 소화기관에서 찾아볼 수 있다.

아주 길게 늘어날 수 있는 중간섬유

세포골격을 구성하는 세 요소 중 중간섬유는 미세소관과 미세
섬유의 중간 크기다. 중간섬유는 우리 몸의 안정성을 책임지고 있
으며 인장 강도가 뛰어나고 아주 길게 늘어날 수 있다. 중간섬유는
마치 그물망처럼 세포핵을 감싸고 있는데, 이 중간섬유는 세포의
중심에서 가장자리의 세포막까지 늘어날 수 있다.

세포는 이러한 구성 요소들을 가지고 내부에 복잡하고 안정적이
며 가변적인 섬유주 미세 격자 구조를 형성한다. 이 격자형태의 구
조물은 미국의 건축가이자 수학자인 버크민스터 풀러Buckminster Fuller
가 개발한 건축 형태인 텐세그리티Tensegrity 구조와 유사하다. 텐세그

리티 또는 부유 압축floating compression 시스템은 기둥이나 막대기 같은 압축 요소와 와이어, 탄성 밴드 같은 인장력 요소로 구성되는데, 이 구조는 압력을 전체 시스템에 고르게 전달하기 때문에 다른 구조들보다 더 가볍고 적은 부품을 사용하면서도 매우 견고하고 복원력이 뛰어나다는 이점이 있다.

이것을 시각화하기 위해 텐트의 비유를 다시 활용해보자. 텐트를 고정하는 말뚝은 공중에 떠 있을 수 없다. 땅이나 단단한 어딘가에 고정되어야 하는데, 이와 마찬가지로 세포 내에도 압축 요소들을 고정할 곳이 필요하다. 세포의 경우, 앞에서 세포를 둘러싼 정원으로 설명했던 세포외기질에 고정된다.[9]

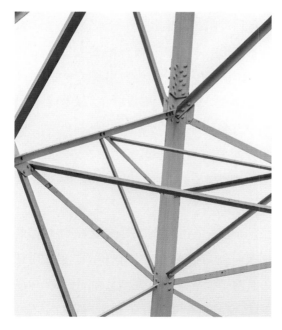

● 텐세그리티 시스템

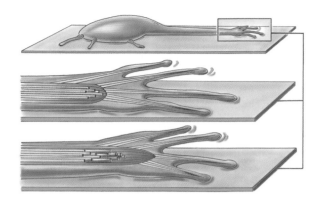

● 세포골격이 들어 있는 다리가 뻗어 나와 세포의 움직임을 돕는 모습

골반과 척추, 인대와 근육 등 신체의 큰 구조물에서도 텐세그리티 원리를 발견할 수 있다. 세포 내 섬유주 미세 격자 구조는 풀러의 텐세그리티 건축물을 뛰어넘는 유연성과 적응성을 지녔다. 집의 외벽에서 다리가 튀어나와 땅이나 주변 물체와 연결되고, 그 물체의 움직임에 따라 집이 움직인다고 생각해보라. 이처럼 세포 내 구조물은 세포의 움직임에 맞춰 확장되거나 축소되며 적응한다.

날씨에 맞춰 스스로 모양을 바꾸는 건물은 어디에도 없지만, 만약 건물에 이런 기능이 있다면 무척 유용할 것이다. 건물은 스스로 크기를 줄이거나 햇빛과 태양열을 더 많이 받기 위해 자체적으로 확장하지 못한다.

반면 우리 몸의 많은 세포는 이런 일을 포함해 훨씬 더 다양한 일을 할 수 있다. 예를 들어 평평했던 세포가 금세 둥근 공 모양으로 변할 수 있다. 세포에 체액이 부족할 경우 세포 내 섬유주 미세 격자 구조가 수축해 세포 내 환경을 일관되게 유지해준다. 이 격자 구조는 스스로 톤을 조절하며 환경의 변화에 적응하고, 리보솜을 비롯한 세포 내 다양한 단백질을 적극 지원하는 장치로 기능한다. 따라서 신체의 근본적인 인장력 통합성은 세포에서 시작된다고 할 수 있다.

초기 배아세포는 미분화 상태로, 향후 몸을 구성할 때 신체의 어떤 부분에서 어떤 역할을 맡을지 아직 결정되지 않는다. 이 배아세포의 목적지가 결정되어 이동할 때 세포는 위족pseudopodia이라고 불리는 가짜 다리를 만들어내는데, 이 다리 내부에는 일시적으로 세포골격이 형성된다. 세포들은 이 위족의 도움을 받아 발달 중인 신체 내에서 목적지로 이동한다. 이때 세포들은 피브로넥틴fibronectin이라는 도로를 따라 걸어간다.

세포골격은 매우 동적이며 스스로 변화할 수 있기에 마치 근육 같은 기능까지 수행한다. 단지 정적인 골격 구조가 아니다. 더 흥미

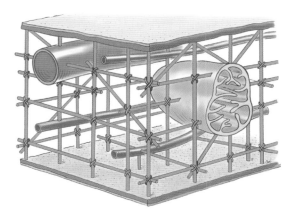

● 세포소기관을 지탱하는 섬유주 미세 격자 구조

로운 것은 세포의 구조 변화가 유전자 발현에도 영향을 준다는 점이다. 즉, 세포 구조의 변화에 의해 특정 유전자가 활성화되면서 단백질 합성이 일어날 수 있다.[10]

유연한 세포

머릿속에 떠오르는 대로 아무 동작이나 해보자. 어깨를 으쓱하거나 팔을 들어올리거나 척추를 굽히고 펴는 등 어떤 동작이든 좋다. 그 동작을 반복하면서 세포골격을 떠올려보라. 우리의 움직임에 따라 세포는 늘어나거나 휘어지거나 납작해지거나 확장되는 등 형태가 바뀐다. 이는 해부학적 이미지다. 모든 신체 조직은 적응력이 필요하며, 결합조직의 자극은 단백질 합성을 유도한다.

몸을 움직이면서 세포가 휘거나 늘어나고, 접히고, 확장되는 모습을 상상해보라. 몸 전체에서 유연성과 탄력감이 느껴질 것이다. 다만, 처음에는 세포의 스트레칭이 단지 상상에 불과하다고 여겨질 수 있다. 이는 근육의 힘에 의해 관절이 움직인다는 생각에 너무 익숙하기 때문이다. 하지만 몸을 움직이면 세포 역시 어느 정도 변화가 일어날 수밖에 없다. 이는 생물학적으로 분명한 사실이다.

긴장이 느껴지는 신체 부위가 있다면 짧은 시간 안에 그 긴장감이 유연성으로 바뀔 수 있다는 사실을 의식적으로 떠올려보자. 세포골격이 확장되고, 편안하게 이완되며, 더 유연해지거나 체액을 위한 더 넓은 공간을 마련하는 모습을 상상해보라. 긴장은 결코 근육의 영구적인 상태가 아니라 세포골격의 일시적인 불균형에 불과하다. 모든 긴장은 흐름과 이완의 감각으로 바뀔 수 있다는 생각을 간직한 채 몇 번 더 실습해보자.

웨이트트레이닝을 위한 세포골격 심상

세포의 관점에서 볼 때 우리 몸은 섬유주 미세 격자 구조로, 텐세그리티 시스템을 구성하고 있다. 이것은 많은 무게를 쉽게 견딜수 있는 가장 안정적인 구조 중 하나다. 건물의 벽이 저항을 통해무게를 견디는 것과 달리 텐세그리티 시스템은 신축성 있는 인장력을 통해 무게를 견딘다. 큰 압력이나 무게를 견디기에는 압축보다인장력을 통해 압력을 견디는 것이 훨씬 더 효율적이다.

심상 훈련은 우리 몸에 가치 있고 도움이 되는 어떤 것에 초점을맞추는 것이므로, 웨이트트레이닝을 할 때도 세포골격에 집중해볼수 있다. 단순히 근육에 집중하기보다 무게를 들어올리는 데 관여하는 모든 세포의 힘에 초점을 맞춰보자. 세포 같은 깊은 차원에서텐세그리티를 떠올려보면, 물체를 들어올리는 것은 압력이 아닌 스트레칭이다. 처음에는 이 개념이 생소하겠지만, 이는 해부학에 기반한 개념이며 훈련을 거듭하면 이 개념을 체화할 수 있을 것이다.

이제 직접 실습해보자. 아령이 없다면 무거운 책을 이용해도 좋다. 처음에는 근육을 활성화하는 데 집중하며 아령을 들어올려보자. 다음으로 몸의 모든 세포가 돕는 것을 상상하며 아령을 들어본다. 세포의 크기는 너무 작지만 결국 이것이 한데 모여 우리를만든다. 이런 통합적인 관점에서 나를 구성하는 세포 전체에 집중하며 아령을 들어올려보고, 무게가 더 가볍게 느껴지는지 관찰해본다.

세포골격의 연주

이번에는 세포골격의 음악적 잠재력을 강화해보자. 세포골격의 여러 섬유를 바이올린이나 기타 같은 악기의 현이라고 상상해보라. 그리고 이 현들, 즉 섬유들이 나의 움직임에 반응한다고 상상해보자. 내가 한 걸음 한 걸음 내디딜 때마다 현이 진동하고, 이 진동으로 인해 아름다운 음악이 흘러나와 세포막과 세포소기관들이 한층 이완되고 즐거워진다.

이제 이 이미지를 충분히 활용할 신체의 한 부위를 선택해보자. 허리는 세포골격의 음악적 영감을 누리기에 좋은 부분이다. 등허리 부분을 자유롭게 움직이며 허리에 있는 세포 내 작은 관들과 섬유들이 현처럼 진동하고 있다고 상상해보라. 세포 안에서 현악 오케스트라가 연주되고 있다고 생각해볼 수도 있다. 세포질과 세

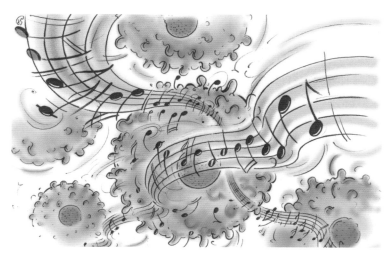

● 세포골격의 음악성

포막 그리고 결국에는 세포 전체로 세포의 음악성이 확장되는 것을 상상해보라. 세포 깊숙한 곳에서부터 전해지는 진동의 감각을 느껴보라.

세포의 도서관
: 세포핵

핵은 세포의 가장 큰 소기관으로, 유전자 정보인 DNA가 담겨 있다. 한마디로 핵은 세포의 도서관이자 복사실이라고 할 수 있다. 몸이 만들어낼 수 있는 모든 것에 대한 청사진이 저장되어 있는 곳이다. 이 정보는 필요할 때마다 복사되어 세포 내 생산 공장인 리보솜으로 전송된다. 일부는 세포핵 바로 바깥인 세포질에서 만들어지기도 한다.

핵의 크기와 위치는 세포의 종류에 따라 다르다. 일부 세포는 거의 핵으로만 이루어져 있으며, 다른 세포소기관들은 가장자리로 밀려나 있다. 일부 간세포는 다양한 대사 과정에 여러 개의 '뇌'가 필요하기에 두 개의 세포핵을 가지고 있다. 근육세포는 핵이 근육의 수축을 방해하지 않도록 세포의 가장자리에 위치한다. 세포핵은 외부 스트레스 요인에 의해 팽창하거나 수축할 수 있는데, 이런 측면에서 핵도 근육처럼 훈련이 가능하다고 볼 수 있다. 또한 핵의 크기는 스트레스, 노화, 식단이 영향을 미친다.

세포핵 역시 이중막으로 둘러싸여 있는데, 이 막은 세포분열 중에 일시적으로 용해되었다가 다시 생겨난다. 핵막은 내막과 외막 모두 세포골격 섬유 중 중간섬유로 이루어진 골격을 갖추고 있다. 외막에는 리보솜이 마치 잘 익은 과일처럼 매달려 있는데, 리보솜은 내막과 외막에 예비 단백질을 지속적으로 공급한다.

세포핵의 내막과 외막은 여러 군데에서 융합되어 작은 타원형의 구멍을 형성하는데, 이는 일종의 창문 같은 역할을 한다. 세포핵은 핵공nuclear pore이라고 불리는 이 구멍을 통해 세포질과 소통하는데, 그 형태가 꽤 흥미롭다. 마치 세 개의 타이어를 겹쳐 쌓아놓은 듯한 모양으로, 가장 안쪽에 있는 타이어에는 세포핵 방향으로 늘어나는 바구니가 달려 있다. 이 바구니는 마치 농구 골대와 같은 모습이며, '공'으로 비유될 수 있는 분자가 골대를 지나갈 때마다 변형된다. 여기에는 엑스포틴exportin과 임포틴importin이라는 두 가지 단백질이 있는데, 이들은 어떤 분자를 통과시킬지 선별하는 기능을 한다. 작은 단백질들은 제한 없이 통과한다.

세포의 지능은 세포질에서도 찾아볼 수 있다. 핵이 다른 세포에 이식될 경우, 외부에서 온 핵은 새로운 세포질의 요구에 맞춰 명령을 내리기 시작한다. 따라서 세포핵과 세포질 사이의 관계는 일방적이거나 위계적인 것이 아니며, 마치 감각이 뇌에 정보를 전달하듯 세포질도 핵에 정보를 제공한다.

세포핵과 핵막: 안을 들여다보기, 밖을 내다보기

핵막 위에 앉아 있다고 상상해보자. 그곳에서 핵 내부를 가만히 들여다보라. 무엇이 보이는가? 이번에는 조금 밖으로 나와 세포막 위에 앉아보자. 그리고 세포 안을 들여다보라. 무엇이 보이는가? 이제는 시선을 옮겨, 세포막에서 밖을 내다본다고 상상해보라. 무엇을 볼 수 있는가? 다시 핵막으로 내려와, 핵막에서 밖을 바라본다면 무엇을 볼 수 있는가?

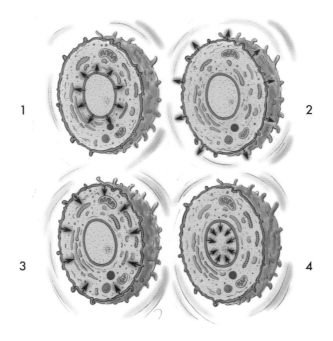

● 세포 안을 들여다보기, 세포 밖을 내다보기
  1. 핵막에서 외부를 바라보기
  2. 세포막에서 외부를 바라보기
  3. 세포막에서 내부를 들여다보기
  4. 핵막에서 내부를 들여다보기

내 안의 세포를 깨우는 세포 심상 훈련

세포핵의 주변 환경
: 염색질

DNA는 인간뿐만 아니라 모든 생명체의 발달과 기능을 암호화한 분자다. 다시 말해 분자로서 DNA는 생명체의 태초부터 존재했던 것이다. 이 유전물질은 염색체의 형태로 핵 안에 존재하는데, 염색체는 분할되어 있고 현미경을 통해 뚜렷하게 볼 수 있다. 염색체 속 DNA는 아주 단단하게 감겨 있는데, 만일 그러지 않았다면 세포 안에 들어가지 못한다. 염색체의 DNA를 펼쳐서 일렬로 늘어놓으면 대략 6피트(약 1.8미터)에 이른다.

염색체는 또한 세포분열 시 DNA를 정확하게 복사하는 데에도 중요하다. 세포분열 중간 단계에서 염색체는 스스로 풀려서 긴 실처럼 펼쳐진다. 이렇게 펼쳐진 상태의 유전정보를 염색질이라고 한다. 세포분열 과정에서 염색질은 다시 단단하게 감겨 마치 잘 땋은 머리카락처럼 촘촘해진다. 이 덕분에 유전암호가 분리되고, DNA 가닥이 세포의 모서리에서 손실되지 않는다. 염색질 가닥의 양 끝부분은 핵의 안쪽 벽면에 붙어 있다. 염색질은 마치 벽의 두 지점 사이에 걸려 늘어져 있는 파티용 장식물이나 보석 사슬처럼 핵 내벽에 걸려 있다.

유연한 형광 파이프 같은 염색체

이번에는 세포 중앙의 특별 구역인 핵을 시각화해보자. 세포핵은 염색체의 형태로 유전 암호를 가지고 있다. 세포핵 안의 염색체가 밝은 빛을 발산한다고 상상해보라. 마치 세포질 내에 부드럽게 떠다니는 유연한 형광 파이프처럼 보일 것이다. 시각화를 하는 중에 어떤 염색체가 빛을 내지 않는다고 해도 걱정할 필요가 없다. 이는 형광등에서 종종 볼 수 있는 현상일 뿐이다. 잠시 뒤 다시 시각화해보면 밝게 빛나고 있을 것이다.

이제 리보핵산ribonucleic acid, RNA이 리보솜을 만나기 위해 세포 안을

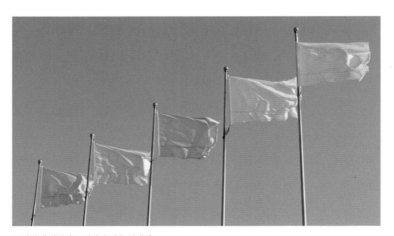

● 바람에 펄럭이는 깃발과 같은 염색체

떠다니는 모습을 마음의 눈으로 관찰해보자. RNA는 핵에서부터 전달된 메시지라고 할 수 있는데, 마치 작은 구슬이 엮여 있는 듯한 모습을 하고 있다. RNA와 리보솜은 함께 단백질을 합성하고, 물리적 실체인 나를 만들어낸다. 세포 안에서 우주의 작은 별들처럼 반짝이는 리보솜과 RNA를 상상해보라.

세포 영양

염색체 위에 눈처럼 하얀 가루가 쌓이는 모습을 상상해보자. 하얀 가루가 염색체 안으로 사르르 녹아 들어간다. 이 가루가 핵을 위한 가장 이상적인 영양분이라고 생각해보라. 몸 전체에 행복감과 에너지가 퍼지면서, 세포에 미치는 놀라운 영향력을 즉각적으로 느낄 수 있을 것이다.

생명의 청사진
: 유전자

    DNA에 암호화되어 세포의 핵에 위치한 유전자 전체 집합을 게놈genome이라고 한다. 게놈이라는 명칭은 우리 몸을 구성하기 위한 청사진인 '유전자gene'에서 기인한다. 특정 세포에서는 해당 세포의 기능과 일치하는 유전자만이 활성화된다. 예를 들어 간세포에서는 간과 관련된 특정 유전자들만 활성화되고, 근육세포에서는 근육과 관련된 유전자가 활성화된다.

    우리 몸의 모든 세포는 동일한 유전자를 가지고 있다. 모든 세포가 단백질 합성을 위한 똑같은 청사진을 갖고 있다면, 어떻게 우리는 하나가 아닌 서로 다른 여러 조직으로 구성되어 있을까? 세포 내에 있는 유전자들이 한꺼번에 켜지지 않기 때문이다. 세포핵을 도서관으로 비유했던 것을 기억하는가? 도서관의 수많은 청사진 중 어떤 것이 복사되어 단백질로 전환될지는 세포가 처한 환경이 크게 좌우하며, 무엇보다 세포핵의 주변 환경인 세포질이 큰 영향

내 안의 세포를 깨우는 세포 심상 훈련

을 미친다. 일반적으로 우리의 행동과 마음 습관도 이 과정에 영향을 준다. 유전자는 그저 자동으로 작동하는 것이 아니라, 주변 환경과 그 사람의 행동 전체에 따라 반응한다.

개구리의 피부세포의 핵을 개구리의 난세포에 이식시키면, 그 핵 안의 유전자는 피부를 형성하기 위한 활동을 멈추고 난세포의 세포질로부터 신호를 전달받아 온전한 개구리를 만들기 위해 활성화된다. 유전자는 이제 난세포의 세포질이라는 환경에 놓여 있으므로, 피부의 구성성분을 만드는 것을 멈추고 난세포가 필요로 하는 것을 적극적으로 만들어낸다. 이를 통해 모든 세포가 동일한 유전자를 가지고 있으며, 세포의 환경이 유전자를 활성화시킨다는 사실을 확인할 수 있다(존 거든John Gurdon의 체세포 핵치환 실험-옮긴이).

인간의 게놈은 23쌍, 즉 46개의 염색체로 구성되어 있다. 이 중 하나는 어머니로부터, 다른 하나는 아버지로부터 물려받는다. 23쌍 중 단 한 쌍만 존재하는 성염색체가 성별을 결정하며, 나머지 22쌍은 상염색체라고 부른다.

핵에게 보내는 메시지

체내 세포들의 핵에 집중해보자. 이 핵들이 전체 세포와 몸 전체에 어떻게 연결되어 있는지 느껴보라. 핵을 위해 긍정적인 셀프토크를 해보라. 예를 들면 "내 세포들 속 유전자는 긍정적이고 완전하며 기쁨으로 가득 찬 지시를 내려 내 몸을 더 건강하고 튼튼하게 만들어준다"라는 식으로 말이다. 이는 핵을 위한 주문을 외워 핵 안의 유전자가 최적의 지시를 내릴 수 있도록 돕는 것과 같다.

이중 나선 구조

잘 알려져 있듯이 DNA는 이중 나선 구조로 되어 있다. 즉, 가상의 축을 중심에 두고 그 주위로 두 개의 나선이 감겨 있는 구조다. 이러한 구조는 작은 공간 안에 더 많은 정보를 담게 해주고, '전사'라고 불리는 명령어의 복사 과정을 더 용이하게 한다. 전사는 단백질의 합성에 핵심적인 과정인 만큼 매우 섬세한 작업이다. 이는 RNA의 도움으로 이루어지는데, RNA는 유전자의 정보를 가지고 핵공을 통해 핵에서 나와 세포질로 이동한다.

만약 청사진 복사에 오류가 생기면, 단백질 변형이 발생해 신체에 해를 끼칠 수 있다. 물론 세포핵에는 제어 기능이 내장되어 있지만 환경오염이나 자외선 등의 영향으로 종종 제어 기능이 제대로 작동하지 않는 경우도 있다.

세포의 생장
: 세포분열

    핵의 소위 작업 단계는 새로운 단백질과 다양한 체내 물질을 만들기 위해 분주하게 복사가 이루어지는 시간이다. 세포분열 중에는 복사 작업이 잠시 중단되고, 세포는 분열 작업에 온전히 몰두하게 된다. 세포분열을 유사분열이라고도 하는데, 그중 정자나 난자 세포의 생산을 위해 염색체 수를 절반으로 줄이는 것을 감수분열이라고 한다(세포분열은 크게 체세포의 분열인 유사분열과 생식세포의 분열인 감수분열로 나뉘며, 유사분열은 염색체 수의 변화가 없는 데 반해 감수분열의 경우 염색체 수가 절반으로 줄어든다-옮긴이).

  세포분열은 세포의 젊음을 유지하기 위해 '자동적으로' 발생하지만, 우리의 운동 습관에 영향을 받기도 한다. 운동을 많이 하면 신체의 이완 반응과 기억력에 중요한 역할을 하는 해마가 더 많은 세포를 생성하게 된다. 한편, 어떤 세포들은 세포분열을 통한 번식이 불가능하고, 또 어떤 세포들은 지속적으로 스스로 재생산하며 번

식한다. 예를 들어, 장 내벽의 세포는 항상 재생산된다. 따라서 우리는 매일 새로운 내벽을 갖게 되는 셈이다.

유머 감각을 발휘해 이렇게 말해도 좋다. "나는 장 내벽에 있어서는 매일 다시 태어난다." 또한 적색 골수에서는 초당 백만 개 이상의 많은 세포가 만들어진다. 이처럼 삶의 매 순간 새로운 세포들이 생성되고 있다는 것을 생각하면 우리는 내재적으로 무척 풍요로운 셈이다. 스스로를 '세포 백만장자'라고 부를 수 있는 이유다. 이것은 매우 흥미로운 생각이며, 삶의 풍요로움에 감사하는 데 도움이 되는 생각이다. 간혹 은행 잔고가 좀 적을지라도 혈액세포의 생산에 있어서는 우리는 부유하다.

부상과 세포 사멸은 신체의 세포분열을 가속화하는 또 다른 원인이다. 세포분열을 통제할 수 없게 되면 위험에 처할 수 있다. 통제되지 않은 유사분열 과정을 암이라고 한다. 암세포는 조직을 통해 통제 없이 확산되는 능력도 갖고 있다. 다행히 세포에는 다양한 제어 기능이 탑재되어 있어 세포 성장, DNA 합성, 염색체의 올바른 구성 등을 면밀히 관찰한다.

세포분열은 간기, 전기, 중기, 후기, 말기의 다섯 단계(중기는 다시 전중기와 중기로 나뉘어 여섯 단계로 구분하기도 한다-옮긴이)로 나뉜다. 간기에는 핵이 사라지지 않고, 염색질은 풀어진 채 유지된다. 염색질의 기능은 DNA를 더 작은 패키지로 조직하고, 유사분열을 도우며 DNA 손상을 방지하고 DNA 복제와 유전자 발현 방식을 제어하는 데 도움을 주는 것이다. 전기에는 핵막이 사라지고 두 배가 된 염색체가 방추 모양의 세포의 적도를 따라 정렬되기 시작한다.

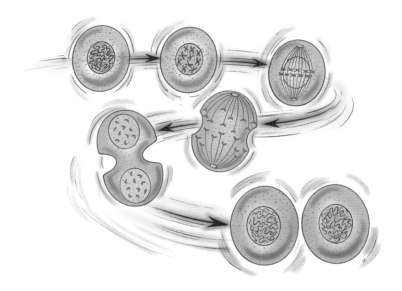

● 세포분열 과정

중기에는 염색체가 세포 중앙에 배열된다. 후기에는 염색체가 처음 분열을 시작했던 곳의 반대쪽인 세포 극으로 이동한다. 그다음 세포는 말 그대로 중앙선을 따라 스스로 지퍼를 잠근다. 말기에는 핵이 새롭게 형성되고, 염색체들이 더 느슨하게 감긴다. 세포분열은 세포질과 나머지 세포소기관이 균등하게 분포되도록 한다.

염색질의 공명

핵 속에 떠다니는 염색질을 상상해보자. 그것이 핵과 핵 안의 다른 내용물들에 어떻게 긍정적인 영향을 미치는지 떠올려보라. 이것은 찻잎이 떠다니며 찻물에 변화를 일으키는 모습에 비유할 수 있다. 차는 물에 기분 좋은 진동을 만들어낸다. 이처럼 핵에서부터 시작된 기분 좋은 진동이 몸 전체에 긍정적이고 좋은 에너지를 퍼뜨리는 것을 상상해보라. DNA의 복구 메커니즘이 완벽하게 작동하고, 세포의 모든 단계에서 모든 것이 원활하고 세심하게 진행되고 있다고 생각해보라.

마니차와 같은 염색체

다음 실습은 불교 수행에서 영감을 얻었지만, 이 상상 기도를 하기 위해 불교 신자가 될 필요는 없다. 실제로 기도에는 수많은 건강상의 이점이 있음이 밝혀졌다. 기도라는 단어 대신 셀프토크나 심상이라는 단어를 사용해도 좋다.

티베트불교의 수도원에는 마니차摩尼車(경전이 새겨진 바퀴 모양의 수행도구-옮긴이)가 줄지어 있는데, 이 마니차를 돌리는 행위만으로도 경전을 읽는 것과 같이 여겨지며 일종의 기도 의식으로 기능한다.

나는 세포핵 내의 염색체가 '기도문이 적힌 마니차'라고 상상했다. 상상 속에서 나의 들숨과 날숨은 이 수행 도구를 회전시키는 손이 되어주었다. 상상 속 기도문이 구체적인 언어로 표현되어 있지는 않지만, 내면의 정화나 치유와 같은 긍정적 감각을 온몸에서 느낄 수 있었다.

스스로에게 잘 맞는 방식으로 자유롭게 이미지를 수정해보라. 나만의 이미지를 만들어 실습에 사용하는 것은 언제나 좋은 방법이다. 호흡을 통해 염색체에 빛을 밝히고 치유의 에너지로 휘감는 모습을 상상할 수도 있을 것이다. 어떤 이미지를 사용하든 가장 중요한 것은 자신의 DNA와 세포핵의 내용물에 대해 긍정적인 느낌을 갖는 것이다.

세포분열 스트레칭

이제 스트레칭을 해보자. 스트레칭 효과를 느낄 수 있다면 팔을 머리 위로 들어올리거나 허리를 구부렸다 펴는 등 어떤 동작이든 좋다. 현재 세포가 하는 활동을 돕고 있다고 생각해보라. 우리의 움직임은 세포핵 속 특정 유전자의 스위치를 켜서 지금 내가 하고 있는 것을 지원하는 단백질을 전사할 것이다. 처음에는 이러한 생각이 황당하고 엉뚱하게 보일 수 있지만 이것은 사실이다. 나의 움직임 습관은 어떤 유전자가 켜질지를 결정하고, 유전자 발현에 영향을 미친다.

뼈의 밀도가 낮아지는 골다공증이 있는 사람은 많이 움직여야 하고, 뼈에 부하를 실어주는 운동을 해야 한다는 것은 잘 알려져 있다. 이는 뼈세포 안의 유전자를 자극하여 더 많은 뼈조직을 생성하도록 돕는다. 이 놀라운 이미지를 마음에 담고 단 30초 동안 자유롭게 몸을 움직여보라. 몸을 어떻게 움직이는지 혹은 움직이지 않는지에 따라 우리는 항상 몸을 창조하고 있다.

과학과 심상: 건강한 세포분열

암은 복잡하고도 복합적인 질병이다. 따라서 다음의 지침을 완벽하다고 여겨서는 안 되며, 이 분야에서 필요한 작업의 시작 정도로 간주하는 게 좋다. 정신적·감정적·조직적·세포적 수준에서 많은 요인들이 암세포의 발생을 예방하기 위해 작용한다. 몇몇 존경받는 과학자들은 암의 종류 중에는 어떤 방식으로도 예방이 불가능한 것들이 있다고 말하는데, 이는 우리 몸이 심상을 통해서는 멈출 수 없는 부정적인 자동 프로그램을 실행 중이기 때문이라고 한다. 반면, 미국의 의사인 래리 도시Larry Dossey를 포함한 몇몇 사람은 기도의 효과에 대한 과학적 분석을 통해 고무적인 결과를 밝혀내기도 했다.[11]

  나는 심상을 전문적으로 가르치는 사람이지만 심상이 모든 것을 치유할 수 있다고 말하지 않는다. 필요한 경우 최선의 의학적 도움을 받기를 권한다. 언젠가 마음의 힘과 능력이 훨씬 더 강화되면 심상과 기도, 긍정적 확언을 통해 어려운 질병도 극복할 수 있을지 모른다. 이런 방식으로 치유를 경험했다고 말하는 사람이 많긴 하지만, 과학을 중시하는 사람들에게 이 주장은 증거에 기반한 것이 아니기 때문에 근거 없는 일화에 지나지 않는다. 〈뉴욕타임스〉의 최근 기사에 따르면 긍정적인 결과가 나온 연구는 부정적 결과가 나온 연구보다 발표될 확률이 두 배가량 높다고 하니, 증거가 있다고 해서 반드시 옳고 좋은 것은 아닐 수 있다. 특히 의약품에 대한 연구결과는 더욱 그렇다.[12] 기도와 긍정적 셀프토크는 적어도 해롭지는 않으며, 대체로 도움이 된다. 게다가 비용도 들지 않고 휴대성도 좋다! 필요한 것은 나 자신과 집중하려는 마음뿐이다. 다음의 문장들은 긍정적인 마음과 집중력을 유지하는 데 도움이 되는 강력한 힘이 있다.

내 안의 세포를 깨우는 세포 심상 훈련

- 나는 좋은 일이든 나쁜 일이든 삶의 모든 경험을 편안하고 자신감 있게 처리할 수 있다.
- 나는 충분히 운동하고, 균형 잡힌 식단을 유지하며, 나의 면역체계는 튼튼하다.
- 나의 DNA는 강하고 저항력 있다. 내 몸은 건강한 세포분열을 하며 어떤 상황도 잘 극복할 수 있다.
- 나의 DNA는 매우 건강하며, 나의 세포들은 지금 이 순간에도 건강한 몸을 유지하기 위해 최고의 단백질을 만들고 있다.

세포의 정원
: 세포외기질

　세포의 외부 환경은 단순히 밀폐된 공간이 아니라 앞에서
세포의 정원이라고 묘사했던 세포외기질이다. 이 매트릭스는 섬유
요소를 포함한 젤로 구성되어 있으며, 이 젤은 다당류라는 복잡한
당을 함유하고 있다. 이 다당류는 무기염, 영양소, 노폐물로 이루어
진 액체를 떠다닌다. 섬유 요소로는 콜라겐과 엘라스틴이 있으며,
콜라겐이 엘라스틴보다 더 풍부하게 존재한다. 콜라겐은 탄성이 거
의 없고 강한 끈, 밧줄 등으로 비유할 수 있는 반면 엘라스틴은 이
름에서도 알 수 있듯이 탄력 있는 고무밴드에 가깝다. 따라서 비록
식욕을 돋우는 이미지는 아니지만 세포 외부의 매트릭스를 여러
종류의 끈과 고무밴드가 떠다니는 푸딩이라고 상상해볼 수 있다.
이 푸딩의 조성은 체내 조직의 존재와 기능을 결정한다.
　일반적으로 세포외기질에는 두 가지 유형이 있는데, 하나는 결합
조직에 위치하고 다른 하나는 상피조직에 위치한다. 결합조직의 예

로는 뼈, 연골, 힘줄, 인대, 근막 등이 있고, 상피조직의 예로는 피부와 식도, 전체 소화관의 내벽을 들 수 있다.

원시바다에서 헤엄치는 세포

세포 사이의 공간에 있다고 상상해보라. 이를 위해서는 생생한 상상력이 필요한데, 우리를 포함한 모든 생명체가 수억 년 전 원시바다에 살았던 단세포 유기체의 후손이라는 사실을 생각해보면 이 심상을 받아들이기가 조금 더 수월할 것이다. 우리 몸의 세포들은 오래 전에 원시바다에서 유영하는 단세포 생물처럼 몸속의 매트릭스에서 헤엄치고 있다. 콜라겐이나 엘라스틴 가닥을 바다에 떠다니는 해초라고 상상할 수도 있다. 흥미롭게도 세포 내 액체는 우리가 유래한 그 원시바다와 조성이 유사하다.

이 원시바다 같은 세포 사이 공간을 유영하다 보면 우리 몸의 모든 세포에 가 닿을 수 있다. 이것은 내면의 연결감을 느끼게 해준다. 액체를 통해 정보의 교환이 일어나며, 정보를 전달하는 메신저들은 마치 물속에 녹아든 물감처럼 내 곁을 스쳐 지나갈 것이다. 물은 온기와 쿠션감을 제공하며, 특정 형태나 방향 없이 천천히 흐르면서 어디로든 나를 데려다주는 이동수단이 되어준다.

비유를 하나 떠올려보자면, 수련의 잎이 연못 위에 떠 있듯 내가 매트릭스 안에 떠다닌다고 상상할 수 있다. 이제 이 유체 매트릭스 안에서 떠다니는 느낌을 유지한 채, 팔을 뻗는 등의 가벼운 동작을 해보자. 내 안에서 내면의 흐름이 원활하게 이루어지고 있다고 상상해보라. 이 감각 경험을 일상생활에 적용한다면 어떤 느낌이 들

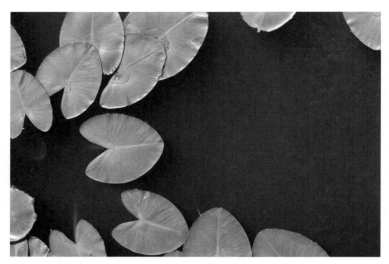

● 연못에 떠 있는 수련 잎에 비유할 수 있는 세포

까? 어쩌면 우리가 내면의 통합적인 흐름을 느끼며 생활한다면, 삶의 외적인 부분도 더 쉽게 흘러갈 수 있을 것이다.

바다 위 에어매트리스

세포가 바다에 떠다니는 수천 개의 작은 에어 매트리스라고 상상해보라. 세포는 물 위를 둥둥 떠다니며 휴식을 취할 수 있다. 세포는 평온하고 편안하며, 체내 모든 조직이 마치 휴가를 즐기는 듯한 느낌이 든다. 이 감각을 통해 조직들은 스스로 재충전할 수 있게 된다.

우리는 이런 말을 반복적으로 연습하여 이러한 세포의 휴식을 지원해줄 수 있다. "나의 세포들은 휴식을 취하며 재충전한다, 나의 세포들은 휴식을 취하며 재충전한다…." 이는 잠자리에 들기 전 조용히 반복하기에도 좋은 문장이다. 이 말을 한동안 반복한 뒤 평온한 상태로 액체에 둘러싸인 세포가 물에 의해 이동하는 느낌을 즐겨보자. 이러한 감각을 일상에서 바르게 앉고, 서고, 걷는 것에도 적용해보자.

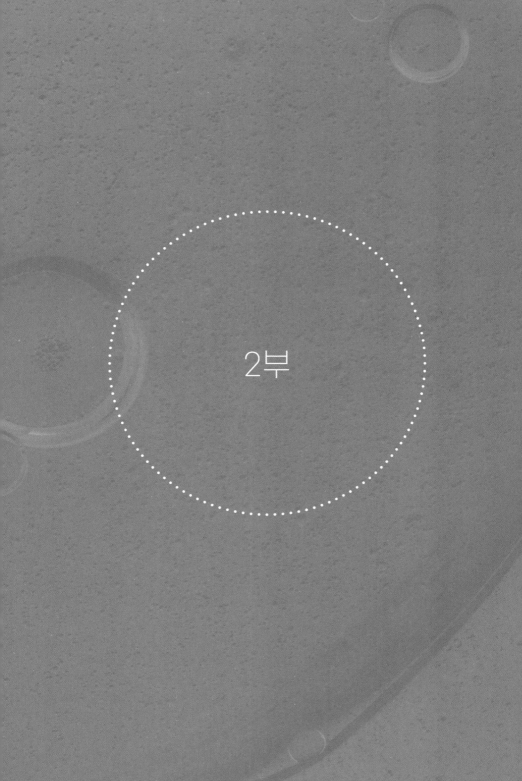

2부

건강수명 연장을 위한
부위별 심상 훈련

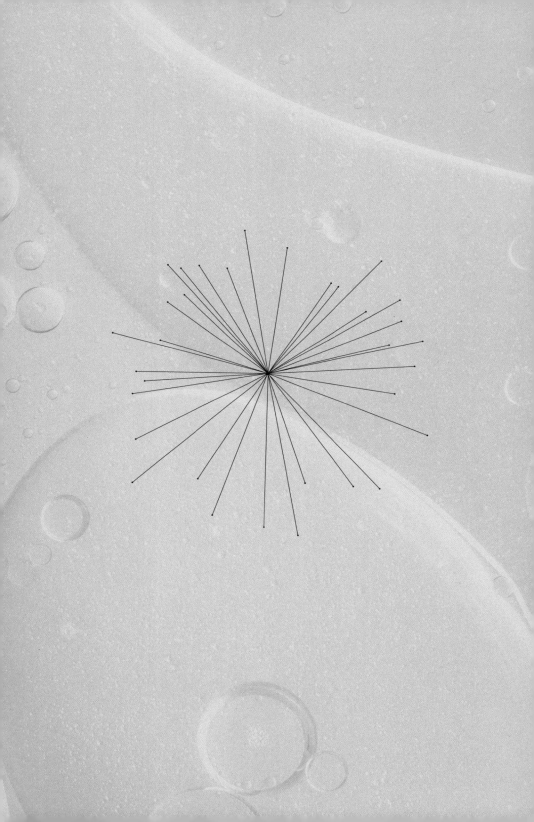

3장

피부를 위한 훈련

*

　　　피부는 우리 몸을 보호막처럼 감싸면서, 세상과 나 사이에 물리적 장벽을 형성한다. 하지만 이 장벽은 건물의 벽과 달리 어느 정도 투과성이 있으며 매우 섬세하다. 피부는 배아 단계에서 신경계와 같은 세포층으로부터 발달하며, 성인이 되어서도 여전히 신경계와 밀접한 관계를 맺는다. 척수 신경의 압박으로 인해 피부에 통증이 느껴지는 일은 비교적 흔하다. 발진과 같은 여러 피부 질환 또한 신경계의 부조화와 스트레스로 인해 발생한다. 이를 역으로 활용해 피부를 통해 신경계에 긍정적인 영향을 미칠 수 있다.

이 장에서는 세포의 보호막 역할을 하는 피부를 통해 심상 훈련을 하는 법을 배워보자.

우리 몸의 가장 큰 장기, 피부

피부는 근육, 근막과 함께 우리 몸의 가장 큰 감각기관을 이룬다. 근육, 근막, 인대, 힘줄 안에 있는 고유감각기관은 움직임의 속도와 역동성을 인지할 수 있게 한다. 또한 피부에는 신경종말기관이라는 1차 감각신경 세포가 많이 분포해 있는데 이를 통해 우리는 온도나 압력, 기타 다양한 자극들을 구분할 수 있다.

피부는 움직임을 인지하는 데도 도움을 준다. 예를 들어 팔꿈치를 구부리면 팔꿈치 쪽 피부는 늘어나고 안쪽 피부는 느슨해지면서 주름이 지는데, 이러한 피부의 장력 변화를 통해 움직임에 대한 정보가 뇌에 전달된다. 이 작용은 근육과 근막 등 다른 기관들과 함께 일어난다.

피부는 환경의 아주 작은 변화까지 감지하는 고도로 섬세한 탐지기인데, 이것의 민감도는 신체 부위에 따라 차이가 있다. 일례로 손과 발, 얼굴의 감각은 특히 예민하고 정교하지만 손등의 피부는 상대적으로 둔감하다. 시각장애가 있는 사람은 손끝으로 글을 읽을 수 있으며, 시력을 대체할 만큼 피부의 민감도가 크게 높다. 또한 남성이 여성보다 등 부위의 피부가 더 두껍고 둔하며, 일반적으로 여성의 피부가 남성의 피부보다 더 민감하다고 알려져 있다.

피부는 표피와 진피라는 두 개의 층으로 구성된다. 신체의 가장 바깥쪽 표면인 표피는 감염으로부터 신체를 보호한다. 표피 아래의 두꺼운 세포층인 진피는 감각기관, 땀샘 등 여러 기능을 하는 구조물들을 가지고 있으며, 표층근막이라는 얇은 결합조직과 지방층 위에 있다. 표층근막은 신경과 혈관의 전도체 역할을 한다. 표층근막 아래에는 심부근막이 있고 그 아래로 근육을 감싸고 있는 근외막이 있다.

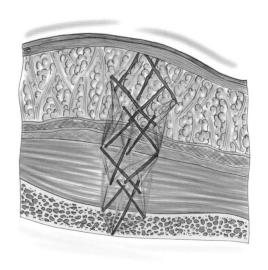

● 텐세그리티 구조와 닮은 피부와 근막층

진피 바로 아래에 있는 지방층과 표층근막은 포유류의 특징으로 알려져 있는데, 물속에서 많은 시간을 보낼 수 있도록 적응한 것이라는 주장도 있다. 지방층은 특히 물개 같은 수중 포유동물에게서 두드러지게 나타난다.

피부는 호흡과 신체 정화의 역할도 한다. 우리는 피부를 통해 산소를 흡수하고 독소를 배출한다. 이러한 점에서 피부는 폐, 장, 간, 신장과 함께 가장 중요한 장기 중 하나다. 건강에 나쁜 식습관과 음주 습관은 피부에 그대로 반영된다.

인간의 피부는 털이 거의 없다는 점에서 다른 동물들의 피부와 구별된다. 동물의 세계에서 미학적으로 인식되는 아름다운 털은 인간의 세계에서는 유독 인기가 없는데, 일반인들은 머리에만, 남성의 경우 머리에 더해 가슴과 다리 정도에만 털이 있는 것을 선호한다. 인류의 진화 과정에서 왜 이런 선호도가 생겨났는지는 아직 불분명하다. 열을 보존하거나 줄이는 데 이점이 있기 때문일까? 직립보행을 하기 때문에 머리에만 털이 필요한 것일까? 어쨌든 발가벗은 피부 덕분에 인간의 창의적 영역 중 하나인 패션이 등장했다.

피부는 특별한 성질을 지닌 두 개의 층으로 이루어진 다소 복잡한 옷과 같다. 앞서 설명했듯이 바깥층은 상대적으로 얇은 표피다. 표피의 세포들은 서로 가까이 위치해 있어서 미생물이나 화학물질, 방사선 등의 침투로부터 신체를 보호하는 방어벽을 형성한다. 표피 아래의 진피는 지지대 역할을 하는 기저물질에 세포들이 분산되어 있다. 두 층 모두 수많은 감각기관을 가지고 있다.

표피는 줄기세포라고 불리는 진피 바로 위에 위치한 세포층의 산물이다. 이 줄기세포는 지속적으로 새로운 피부세포를 생성한다. 이 과정에서 세포들은 피부 표면으로 밀려 올라가며 점점 더 평평해진다. 줄기세포는 재생산을 하면서 위에 있는 세포를 피부의 표면으로 밀어올린다. 그 세포들이 죽어서 단단하고 평평한 보호층을 형성하는데, 이것이 바로 각질층이다.

표피보다 훨씬 두꺼운 진피는 콜라겐 섬유, 혈액과 림프관, 근육세포와 신경 종말 등을 포함하고 있다. 진피의 매트릭스에 있는 글리코사미노글리칸glycosaminoglycans, GAGs이라는 고분자는 수분을 보존시켜 피부의 탄력을 유지하게 한다. 또한 진피는 텐세그리티와 유사한 조직의 콜라겐과 엘라스틴 섬유를 포함하고 있어 늘어났다가도 원래의 상태로 복원된다. 화장품 회사들은 이와 비슷한 성분들을 개발해 피부에 탄력과 수분감을 제공한다고 제품을 광고한다.

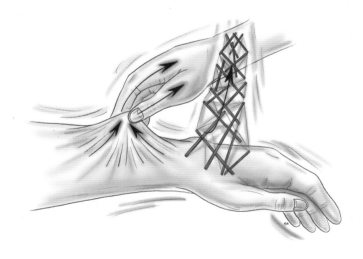

● 잡아당겨서 늘어나도 원래 형태로 돌아가는 피부의 텐세그리티 구조

피부 안에는 외분비샘인 땀샘이 있다. 외분비샘은 소화관이나 피부 등을 통해 분비물을 신체의 외부로 배출한다. 반면, 내분비샘은 혈류 등을 통해 분비물을 내보낸다.

피부는 일생에 걸쳐 변화하는데, 어린아이의 피부는 부드럽고 보송보송하며 매끄럽고 주름이 적다. 이 시기에 땀샘은 거의 활성화되지 않는다. 사춘기에는 털이 더 많이 자라며 피부는 일반적으로 다소 어두워진다. 이후 햇빛과 바람에 장기간 노출되어 노화가 진행되면, 피부에 주름이 늘고 건조해지며 늘어진다.

피부는 영양 공급에 필요한 것 이상으로 풍부한 혈액을 공급받는데, 이는 피부에 또 다른 기능을 시사한다. 피부는 신체의 냉각 시스템으로서, 기온이 낮을 때는 피부의 혈관이 수축되어 온기를 보존한다. 반대로 공기가 뜨겁거나 격렬한 운동을 하고 난 다음에는 피부의 혈관이 이완되어 혈액이 표면에 도달해 식게 된다. 피부에서 증발하는 땀은 이러한 냉각 과정을 돕는다.

또한 피부는 혈압을 유지하는 데도 중요한 역할을 하는데, 혈관벽의 선택적 수축을 통해 혈류를 제어하거나 조절할 수 있다. 혈액은 혈압을 높여야 할지 낮춰야 할지에 따라, 피부를 직접 통해 흐르거나 다른 수많은 우회로를 통해 흐른다.

이러한 방식은 같은 양의 물을 더 많거나 더 적은 수로로 분배하여 조절하는 수문 시스템에 비유할 수 있다. 이 시스템의 대형 버전이 네덜란드의 암스테르담에 있다. 수압을 낮춰야 할 때는 수문이 열리고 물이 여러 통로로 분산되면서 수위가 낮아진다. 수문이 닫히면 물은 더 적은 통로로 분산되어 수위가 올라간다. 이렇게 달라지는 수위를 혈압에 비유할 수 있다.

피부에는 많은 림프관이 있는데, 좁은 관들이 조밀하게 네트워크를 형성하며 피부 전체에 퍼져 있다. 모세 림프관은 근육을 통한 조절 기능이 거의 없으며, 정맥 또한 마찬가지다. 원활한 순환을 위해 혈관과 림프관들은 움직임, 근육 작용, 마사지, 온도와 같은 외부 영향에 의존한다. 따라서 운동을 통해 피부의 정화 작용을 촉진할 수 있다. 모든 피부 및 혈관 관련 문제에 있어서 운동은 가장 효과적인 요법 중 하나다. 냉온욕冷溫浴은 혈관을 건강하게 하는 좋은 운동법 중 하나인데, 냉온욕을 할 때에는 피트니스 센터에서 혈관을 훈련시킨다고 상상해도 좋다.

피부색은 혈액순환에도 일부 영향을 받지만, 대부분은 멜라닌 색소에 의해 결정된다. 멜라닌 색소는 모든 인종에게 공통적으로 존재하는 멜라닌세포에 의해 생성된다. 피부색의 밝기는 멜라닌세포에 의해 생성되는 멜라닌과 멜라닌 소체의 양에 따라 결정된다. 태닝은 색소세포의 증가가 아니라 멜라닌세포의 활성도 증가에 따른 결과다. 멜라닌 소체는 위험한 자외선으로부터 핵의 DNA를 보호하기 위해, 핵 위로 이동해 핵의 지붕처럼 작용하는 절묘한 능력이 있다. 또한 멜라닌 색소와 멜라닌 소체는 주변 세포들에게 전달되어 손상을 방지해주는 기능도 한다.

표피에는 랑게르한스 세포도 있다. 독일의 병리학자이자 최초 발견자인 파울 랑게르한스Paul Langerhans의 이름을 딴 세포다. 랑게르한스 세포는 테니스 라켓을 연상케 하는 모양 덕분에 주목을 받았지만, 그 기능은 오랫동안 미지로 남아 있었다. 전자현미경의 발달과 더불어 여러 가지 연구가 진행되면서 랑게르한스 세포가 면역 시스템에 중요한 기능을 한다는 사실이 입증되었다. 수많은 수용체로 가득 차 있는 넓은 표면 덕분에 랑게르한스 세포는 침입자를 조기에 식별하고 면역체계에 경보를 발령할 수 있다. 그야말로 신체의 최전방에서 면역체계의 수호자 역할을 하는 것이다.

우리 안의 우물

우리 몸이 매일 사용하는 액체의 약 4분의 1은 미토콘드리아가 에너지를 생산하는 과정에서 부산물로 생성된다. 사우나에서 송글송글 땀이 나는 감각을 기억해두었다가 그 느낌을 몸속의 미토콘드리아에 적용해보라. 미토콘드리아는 ATP, 이산화탄소, 활성산소를 생성할 뿐만 아니라, 말 그대로 땀도 흘린다.

건조하거나 거칠거나 주름진 부위에 손을 올려보라. 손 아래에서 미토콘드리아들이 액체를 생성해, 그 액체를 건조하거나 주름진 부위의 조직에 나누어주는 모습을 상상해보라. 이 이미지를 1분 정도 유지해보자.

얼굴에 손을 올리고 피부 안에서부터 바깥으로 맑고 순수한 액체가 차오르는 것을 상상해보라. 이 수분의 원천은 내가 마시는 깨끗한 물일 수도 있고, 다른 무엇이든 될 수 있다. 이제 손을 떼고 그 부위가 더 부드럽고 매끄럽고 탄탄해진 것을 느껴보라. 우리 안에 존재하는 화장품인 이 '수분 토너'는 필요할 때 언제든 사용할 수 있다.

세포 보호를 위한 비타민D

비타민D는 세포막의 중요한 안전 요소로서 지속적으로 산화물질을 중화시켜 항산화 작용을 한다.

얼굴을 비롯해 우리 몸의 민감한 피부에 손을 올려보자. 손을 댄 곳에서 비타민D가 활성화된다고 상상해보라. 비타민D가 자신의 임무를 꼼꼼하게, 지속적으로 수행하도록 활력과 좋은 에너지를 전달해보자. 이를 통해 세포막이 더 부드럽고 유연해지며 더 매끈하고 밝아진다. 피부에 중요한 다른 물질들에 대해서도 같은 작업을 해볼 수 있다. 예를 들어, 풍부하고 강인한 콜라겐이나 수분을 끌어당기는 GAGs 등이 있다.

다재다능한
줄기세포의 비밀

줄기세포는 일종의 조상세포로 만능세포라고도 한다. 줄기세포는 자기 복제가 가능하며, 세포분열을 통해 다양한 조직으로 분화한다. 이러한 방식으로 줄기세포는 자신을 보존한 채로 새로운 조직을 만들어낸다.

우리 몸의 세포가 생명이 기원한 시점부터 세대를 거치며 끊임없이 이어져온 세포분열의 결과물이라는 생각은 상당히 유연한 사고를 요구한다. 하지만 만일 그 과정이 끊겼더라면, 우리 인간은 존재하지 않았을 것이다. 아마도 우리 이전에 존재했던 이들의 흔적은 여전히 우리 세포의 기억에 어느 정도 남아 있을 것이다.

오늘날에는 줄기세포를 특정 조직으로 발달시키려는 연구가 이루어지고 있다. 성인의 골수에서 추출한 줄기세포를 신경세포로 변환하기도 했다. 줄기세포는 환경에 맞추어 스스로를 바꾸는 능력이 있는데, 이를 비유적으로 표현한다면 빵집에 데려다놓으면 제빵

사가 되고, 건축 현장에 데려다 놓으면 목수가 되는 것과 같다. 즉, 신체의 모든 업무를 맡을 수 있는 잠재력이 있다고 할 수 있다. 하지만 일단 특정 업무를 맡게 되면 모든 가능성이 열려 있는 초기 상태로는 되돌아가지 않는다.

줄기세포를 통한 피부 재생

원하는 부위의 피부에 손을 올려놓는다. 손 아래에 맞닿은 표피에서 끊임없이 새로운 세포가 태어나고 있다고 상상해보라. 줄기세포에 힘, 에너지, 생명력, 아름다움 등 내가 원하는 모든 것을 전송해 힘차게 피부를 재생하게 해보자. 해로운 것들의 영향으로부터 안전한 상태라고 상상해보라.

피부를 위한 영양 공급

이번에는 표피 아래의 진피와 그 안의 세포들을 시각화해보자. 세포들이 GAGs를 풍부하게 생산하고 있다고 상상해보라. GAGs가 피부에 수분을 사랑스럽게 끌어당기고 유지해준다. 피부가 더 촉촉하고 밀도 있고 탄탄해지는 모습을 떠올려보라. 피부의 안과 밖에서 건강한 피부를 바라보는 자신의 모습을 시각화해보라. 피부 기질 속의 충분한 수분이 피부를 더 밝고, 가볍고, 영양이 풍부하게 해주고 있다. 동시에 피부 속 세포들은 피부의 젊음을 위해 풍부한 섬유를 생성하고 있다. 또한 피부는 충분한 혈액을 공급받고 있으며, 피부의 세포들 역시 영양을 원활히 공급받고 있다. 피부 속 면역세포인 랑게르한스 세포가 깨어나 활력을 되찾고, 림프관들이 피부 안쪽부터 피부를 깨끗하게 정화한다. 이렇게 생동감 넘치는 건강한 감각과 이미지를 몸 전체에서 생생하게 만들어낸다면 피부는 반짝반짝 빛이 날 것이다.

피부에 활력을 불어넣는 심상의 힘

앞서 언급했듯 피부는 신경계와 밀접하게 연결된 감각기관이다. 피부는 환경과 움직임에 대한 정보를 뇌로 보내는데, 빠른 반응이 필요한 경우에는 척수를 통해 반사 반응을 일으킨다. 우리가 피부를 인식하는 방식은 몸의 편안함과 큰 관련이 있다. 피부를 다음과 같이 생각해본 적이 있는지 살펴보라. 자신의 피부가 마음에 드는가? 만약 마음에 들지 않는다면 바꾸기 위해 노력할 계획이 있는가?

나를 둘러싼 주변 환경과 행복한 관계를 맺고 살아가는 것이 건강에 있어서 무엇보다 중요하다. 나의 피부는 나와 평생을 함께할 가장 친밀한 환경 중 하나다. 따라서 설령 잡티가 있더라도, 직장을 관두듯이 피부를 포기할 수는 없는 노릇이다.

역동적인 심상, 긍정적인 셀프토크, 충분한 운동으로 피부를 위한 일을 시작해보라. 마사지를 하거나 증기 목욕을 하거나 샤워할 때 부드러운 천으로 몸을 문질러보라. 아침은 피부에 긍정적인 자극을 주기에 좋은 시간이다. 아침에 행하는 피부 자극은 잠을 깨우고 정신을 맑게 하는 데 커피보다 더 도움이 된다. 한편, 운동할 때 우리는 흔히 목표나 움직임, 근육에 집중한다. 운동을 하면서 피부의 움직임에 집중해본 적이 있는가? 피부의 움직임을 느끼기 시작하면 운동의 경험이 달라질 것이며, 운동을 통해 얻을 수 있는 이점도 더 많아질 것이다.

피부를 느끼며 운동하기

피부가 나를 보호하는 따뜻한 코트라고 상상해보라. 신체의 한 부위에 집중해보자. 예를 들어 오른팔에 집중할 수 있다. 오른팔을 앞으로 쭉 뻗고 피부가 오른팔을 감싸고 있는 것을 느껴보라. 피부의 모든 감각기관이 좋은 소식을 뇌에 전달할 준비가 되어 있다고 생각해보자.

이제는 오른팔을 움직이며 팔이 피부를 어떻게 움직이는지, 그 움직임에 따라 피부가 어떻게 늘어나고 수축되는지 느껴보라. 이 과정에서 뼈와 근육이 피부 아래에서 활발히 움직이는 것도 알아차려보라. 팔꿈치와 손목을 굽혔다 펴면서 바깥쪽 피부는 늘어나 팽팽해지고, 안쪽 피부는 느슨해지고 주름지는 것을 느껴보라. 피부를 떠올릴 때 편안한 스타킹이 팔을 감싸고 있다고 생각해봐도 좋다. 촘촘히 자리한 수백만 개의 피부세포가 움직임이 주는 자극을 즐기고 있다고 상상해보라.

이 모든 심상 실습을 마친 다음 두 팔의 감각을 비교해보자. 움직임을 수행한 오른팔이 더 생생하고, 부드럽고, 유연하게 느껴질 것이다. 이제 왼팔도 실습해보자.

피부에서 시작되는 움직임

우리가 관절과 근육을 익숙하게 움직이는 것처럼 피부에도 같은 기회를 줘보자. 우선, 피부를 통해서도 움직임을 유발할 수 있다고 생각을 확장해보라. 얼굴의 피부가 오른쪽으로 가고자 한다면 고개를 오른쪽으로 돌린다. 마찬가지로 얼굴의 피부가 왼쪽으로 가고자 한다면 고개를 왼쪽으로 돌린다. 이번에는 고개를 들어 위를 보았다가 고개를 내리고 아래를 본다. 이 움직임을 피부가 촉발한다고 상상해보라. 머리는 피부가 원하는 방향으로 기꺼이 따라 움직인다.

이제 이 감각을 얼굴에서 몸 전체로 옮겨보자. 팔의 피부가 앞으로 움직이고 싶어 한다면 팔을 앞으로 뻗고, 다리의 피부가 앞으로 움직이고 싶어 하면 발을 한 걸음 내딛는다. 이러한 생각과 이미지를 받아들이고 즐기다 보면 몸에 대한 인지 능력이 높아지고, 전체적인 존재감이 더 차분해지고 보다 온전해질 것이다.

이제 어깨의 피부가 어깨 근육 위에 부드럽고 따뜻하게 내려앉아 있는 모습을 시각화해보자. 이런 상상만으로 어깨 근육이 이완되는 느낌을 얻을 수 있다. 다음으로 등의 피부가 등 근육 위에서 따뜻하고 편안하며 약간은 묵직하게 쉬고 있는 모습을 상상해보라. 이미 등 근육은 이완에 들어가 있다. 이제 마음 속으로 이렇게 말해보자.

"나의 피부는 긴장 탐지기다. 피부는 신체의 근육들이 항상 효율적으로 유지되고 상황에 맞추어 적응할 수 있게 만전을 기하고 있다."

매일의 일상에서 이 생각을 떠올릴 수도 있다. 근육이 긴장되면 피부는 마치 마사지하듯 몸을 부드럽게 풀어주며, 피부의 움직임은 모든 긴장을 녹여 없앤다.

긍정적인 심상으로 세포 강화하기

젊은 사람들은 대체로 노화에 대해 의식하지 않고, 막연히 건강한 육체가 지속될 거라고 여긴다. 실제로 젊은 사람들의 경우 과로하거나 무리하더라도 즉각적인 문제가 발생하지 않으며, 이후로도 신체 재생능력이 강하고 튼튼하게 유지된다.

노화에 따른 부정적 신체 변화는 마치 세포에 미리 프로그래밍된 것처럼 시작된다. 정신적·신체적인 의식적 대응이 없다면 프로그래밍되어 있는 대로 시작되겠지만, 의식의 힘은 실제 나이보다 훨씬 더 젊어 보이게 할 만큼 강력하다.

정신적으로 느슨해지면 피부의 탄력도 느슨해진다. 과장되게 들리겠지만, 정신은 피부에 확실하게 영향을 미친다. 조화롭고 긍정적이며 사랑스러운 생각은 매력 있고 균형 잡힌 피부와 이목구비를 만든다. 반면 질투와 시기, 심술은 피부를 포함해 몸 전체에 걸쳐 미묘하게 비틀어진 영향을 미친다. 우리의 주된 생각과 성향은 마치 우리가 살아 있는 조각품인 것처럼 우리 모습에 서서히 새겨질 것이다. 또한 예전처럼 멋져 보이지 않을지도 모른다는 불안감이나 항상 완벽해보여야 한다는 강박은 몸에 긴장을 유발한다.

　민음은 세포를 강화한다. 이것은 결코 간과해서는 안 될 중요한 사실이다. 우리 세포 속에 자리 잡은 모든 부정적 생각들에 상상의

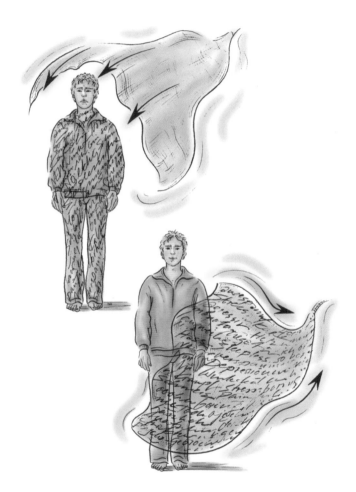

● 몸 밖으로 빠져나가는 부정적인 생각

그물을 던져보자. 이 그물이 부정적 생각들을 모두 잡아 몸 밖으로 끌어낼 것이다. 이제 우리 몸은 이 말썽꾸러기들부터 해방되어 자유롭고 긍정적인 생각으로 스스로를 채워나가게 된다.

피부를 통해 호흡하기

인간은 피부를 통해서도 호흡한다. 피부를 통해 숨을 내쉬는 것은 몸을 정화하는 시스템의 일부이며, 정기적인 스크럽이나 사우나 또는 관련된 심상을 통해 피부의 호흡을 도울 수 있다.

피부가 거대한 호흡기관이라고 상상해보자. 숨을 쉬면서 호흡이 피부를 통과하며 층층이 움직이는 것을 느껴보라. 들숨은 몸속으로 침투해 모든 오염물질을 붙잡고, 날숨은 붙잡힌 오염물질들을 몸 밖으로 내보낸다고 생각한다. 호흡할 때마다 계속해서 불순물이 제거된다. 얼굴의 피부가 숨을 쉰다는 인식을 훈련해보자. 마치 피부가 정화되는 것처럼 느껴질 것이다. 훈련을 마치고 피부에서 청결감이 느껴진다면, 상상으로 만든 에너지 보호막으로 얼굴을 덮을 수 있다. 이 보호막은 피부에 어떠한 오염물질도 침투하지 못하게 막아줄 것이다.

피부 탄력을 높이는
콜라겐 피트니스

콜라겐은 우리 몸에서 가장 흔한 단백질로, 체중의 약 7퍼센트를 차지하며, 결합조직세포의 주요 생성물이다. 이 단백질은 근막, 뼈, 연골, 피부 같은 체내 다양한 구조물의 주요 구성 요소다. 콜라겐이 없다면 몸 안의 조직들은 쉽게 부서지거나 약해질 것이다.

건강한 피부에 중요한 또 다른 요소는 엘라스틴이다. 이름에서 알 수 있듯이, 엘라스틴은 고무밴드처럼 탄성이 무척 강하다. 콜라겐이 최대 5퍼센트 정도까지 늘어난다면, 엘라스틴은 50퍼센트까지 늘어난다. 피부의 콜라겐과 엘라스틴은 진피에서 생성되어 진피의 구조와 부드러움을 유지하는 데 도움을 준다. 피부가 노화되면 콜라겐과 엘라스틴이 소실되어 더 얇아진다. 그와 동시에 텐세그리티가 무너지면서 주름이 생기고 피부가 처지게 된다. 흡연은 이 과정을 가속화해서 비흡연자보다 흡연자가 주름이 더 일찍 생기는 경우가 많다.

피부 콜라겐 테스트

피부의 탄력을 테스트하는 간단한 방법이 있다. 엄지와 검지로 피부를 잡고 아프지 않을 정도로 당겼다가 놓은 다음 피부를 관찰해본다. 피부가 빠르게 원래 상태로 복원된다면 피부에 콜라겐과 엘라스틴이 충분한 것이다. 원래 상태로 돌아오는 데 시간이 걸린다면 콜라겐과 엘라스틴이 부족하다는 뜻이다. 테스트한 부분뿐만 아니라, 신체의 모든 결합조직에 이러한 섬유들이 공급된다는 것을 기억하라. 이 섬유들이 신축성이 있다고 상상하거나 우리 몸의 텐세그리티 시스템의 '긴장 요소' 부분을 구성한다고 상상할 수 있다. 피부를 당길 때는 몸 전체를 연결하는 텐세그리티 시스템을 늘린다고 상상하고, 피부를 놓을 때는 탄성 복원력에 의해 자연스럽게 원래의 모습으로 되돌아온다고 상상해보라.

콜라겐 및 엘라스틴 스트레칭

이제 팔을 위로 그리고 옆으로 스트레칭을 하듯이 뻗어보자. 이때 호흡하고 있다는 사실을 의식적으로 알아차려라. 이 스트레칭 덕분에 몸속의 수많은 탄성 섬유가 늘어나고, 세포들이 영양분을 끌어당겨 신선한 콜라겐과 엘라스틴을 합성하는 모습을 시각화해보라. 또한 움직임으로 인해 피부도 깨끗하게 정화되는 모습을 함께 시각화해보자. 몸을 여러 방향으로 탄력 있게 스트레칭해보고 몸 전체가 정화되고 활력을 되찾는 것을 상상해보라.

이제 얼굴을 움직이며 얼굴에서 탄성을 느껴볼 차례다. 우스꽝스러운 표정을 지었다가 다시 풀어주면서 얼굴이 원래의 모습대로 돌아오는 것을 느껴보라. 얼굴 피부의 탄성에 대한 감각이 잘 느껴질 때까지 여러 번 반복해보자.

가능하다면 방 안이나 야외에서 산책하듯 걸어보라. 나의 움직임에 피부가 반응하는 모습을 느껴보고, 근육과 결합조직들이 탄력적으로 움직인다고 상상해보라. 실제로 뼈도 콜라겐으로 구성되어 있으므로, 뼈들도 탄력적이라고 상상할 수 있다. 이러한 심상이 나의 걸음걸이에 미치는 영향을 알아차려보자. 걸을 때 더 가볍고 탄력적으로 느껴지는가?

함께하는 실습: 콜라겐 운동

흔히 하는 "안 쓰면 못 쓰게 된다use it or lose it"라는 말은 콜라겐에게는 분명한 사실이다. 콜라겐의 주요 업무 중 하나는 조직이 과도하게 늘어나거나 늘어지는 것을 방지하는 것이다. 내 몸의 조직들을 의식적이고 조절된 방식으로 스트레칭함으로써 신선한 콜라겐과 엘라스틴을 증가시키고 결합조직 내 체액이 원활하게 흐르도록 할 수 있다. 이어지는 실습은 파트너와 함께하는 실습이다.

한 손을 상대의 어깨에 얹고 다른 한 손은 상대의 같은 쪽 손목을 잡는다. 이제 팔의 탄성에 집중하며 상대의 팔을 부드럽게 당겨 늘어나게 해보자. 스트레칭은 부드럽고 연결감 있게 이루어져야 하며, 갑작스럽거나 너무 강한 힘을 주어서는 안 된다. 이제 팔을 놓았다가 다시 같은 스트레칭을 반복해보라. 이 스트레칭과 이완을 통해 콜라겐과 엘라스틴이라는 탄성 섬유의 가닥들이 생기를 얻는 모습을 시각화해보라.

여러 차례 반복해 수행한 후, 상대의 양팔 사이의 감각, 전후의 유연성과 탄성이 어떻게 달라졌는지 비교해보자.

콜라겐 자극하기

다음 실습은 바로 선 자세에서 수행한다. 발을 골반 너비로 평행하게 벌린다. 머리부터 시작해서 등의 위쪽, 등의 중간 부분, 허리 아래쪽까지 순서대로 척추를 천천히 앞으로 구부린다. 이때, 한 번에 하나의 척추뼈가 순차적으로 앞으로 굽혀진다고 상상해보라. 그와 동시에 중력이 머리와 상체를 바닥 쪽으로 당기는 것을 느껴보라.

등이 스트레칭되어 콜라겐과 엘라스틴 섬유를 자극하고 있으며, 이 단백질들은 자신의 탄성 능력치를 최대한 발휘하고 있다. 이 탄력적인 조직에 의해 등이 점점 더 지지되는 모습을 상상해보라. 여기에는 물론 근육도 협조하지만 이 작업의 가장 주도적인 역할은 결합조직에게 맡겨두자.

이제 굽혔던 몸통을 일으킬 차례다. 먼저 골반을 세운 다음 허리부터 중간 등, 위쪽 등의 순서로 천천히 일으키며 척추를 다시 바로 세운다. 콜라겐과 엘라스틴 섬유의 탄성이 몸을 당겨 올리며 세워준다고 상상해보라. 마지막으로, 바로 세워진 척추 위에 머리가 올려지며 완전히 균형을 잡는다.

콜라겐과 엘라스틴의 탄성과 지지력에 집중하며 이 움직임을 두세 번 반복해보라. 반복이 끝나면 기분이 어떤지 확인해보라. 자세는 어떠한가? 척추가 조금 더 유연해진 느낌이 드는가?

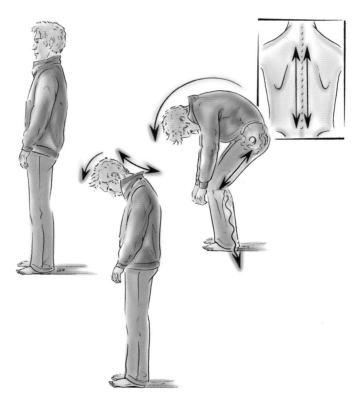

● 척추를 활성화하는 롤다운 및 롤업 동작

탄력 있고 매끈한 피부

지방은 여러 가지 이유로 이미지가 나쁘다. 지방이 나쁜 이미지
를 가진 데는 오렌지 껍질을 연상시키는 셀룰라이트의 탓이 크다.
잠시 스스로 지방세포가 되었다고 상상해보자. 이러한 나쁜 평판
은 좋은 기능을 하게 하기는커녕 거부당하는 것 같은 암울한 느낌

을 들게 한다. 지방세포와 더 긍정적인 관계를 맺기 시작하면, 그들은 기꺼이 변화하고 적응하여 우리 몸과 아름답게 조화를 이루려고 할 것이다.

셀룰라이트의 원인은 생리적·호르몬적으로 스트레스나 식단과 관련이 있다고 알려졌다. 하지만 셀룰라이트는 특정 치료법이나 식이요법에 의해 쉽게 개선되지 않는다. 유전적 요소도 한 원인인데, 앞서 살펴보았듯 유전자의 기능은 환경의 영향을 받는다. 감정이나 생각, 셀룰라이트에 대한 마음속 이미지 등이 환경적 요소를 구성한다. 이러한 이유로 여기에서는 지방세포에 대해 직접 심상을 적용해보려고 한다.

세포의 지방대사가 건강하고 균형 잡혀 있고, 지방세포는 나의 미학적 기대에 부응하기 위해 최선을 다하고 있다고 상상해보자. 이제 내가 원하는 피부의 모습을 선명하게 시각화해보라. 세포에게 이를 보여줌으로써 탄탄하고 아름답고 균형 잡힌 피부를 형성하도록 돕는다.

차로 이동하기보다는 가능한 한 걷기를 권한다. 걸으면서 우리는 몸속의 조직들이 깨끗해지고 체액이 정체되지 않고 흐르는 것을 시각화할 수 있다. 확신을 가지고 심상을 활용할수록 신체 조직들은 더 튼튼해지고 탄력이 높아져서 단단하게 피부를 지지해준다.

지방과 함께 부정적인 이미지를 갖고 있는 또 다른 부분은 척추 사이의 디스크, 즉 추간판이다. 추간판이라는 단어가 언급될 때마다 대부분의 사람은 통증이나 추간판 탈출증 혹은 뻣뻣하고 불편한 등허리를 떠올린다. 지방세포와 마찬가지로, 디스크와 관련한 문제를 해결하려면 추간판에 대해 긍정적인 이미지를 갖는 것이 중요하다. 목표를 달성하려면 달성하려는 목표를 긍정적으로 설정하고, 구체적으로 말하며, 직접 종이에 적어봐야 한다. 그러지 않으면 목표를 달성하기 힘들다.

하지만 일반적으로 자신의 몸에 대해서 목표가 설정되지 않거나 부정적으로 설정되는 경우가 많다. 누군가에게 추간판과 체지방에 관한 이상적이고 긍정적인 이미지나 목표에 대해 물어본다면 대체로 이해하기 힘들다는 표정을 짓거나 심지어 비웃을 것이다. 이러한 반응을 누군가에게 좋아하는 여행지나 맛집, 자동차 등에 대해 물어봤을 때 마주하는 반응과 비교해보라. 휴가나 맛있는 음식, 멋진 자동차 등은 긍정적인 감정을 불러일으킨다. 반면 탄력 있고 튼

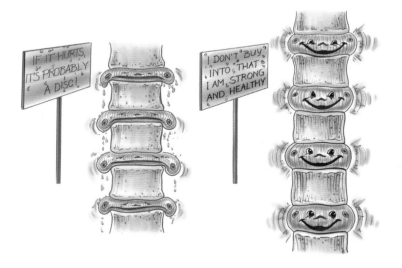

● 부정적인 이미지에서 긍정적인 이미지로 전환되는 추간판

튼한 추간판, 건강하고 행복한 지방세포는 대부분의 사람에게 약간 이상하거나 기묘하게 들릴 것이다.

"보는 대로 얻는다"라는 말은 시각화의 주요 원칙이며, 과학적으로도 입증되고 있다. 부정적인 시각화를 하면 부정적인 방향으로 가는 길에 있는 자신을 발견하게 될 것이다. 예를 들어 셀룰라이트로 나타나는 이상한 지방세포나 등허리의 통증으로 나타나는 약한 추간판 등이 있다. 따라서 세포에 긍정적인 이미지를 제공하는 것은 절대적으로 중요하다. 결국 우리는 우리 자신의 세포다. 자신에게 긍정적인 기운을 주고 싶지 않은가?

튼튼한 모발을 위한
헤어 토닝

모발은 표피에서 생성되며 케라틴keratin으로 이루어져 있다. 두께는 약 0.05밀리미터 정도이며 길이는 1미터까지도 자랄 수 있다. 물론 그보다 훨씬 더 긴 머리카락을 가진 사람도 있다. 머리카락은 연령대나 사회적 소속을 상징하기도 한다. 어떤 사람은 마치 옷을 바꾸는 것처럼 계절에 따라 헤어스타일을 바꾸기도 한다. 오래된 사진을 보면 불과 10~20년 전이라도 당시의 헤어스타일이 현재와 무척 다르다는 것을 느낄 수 있을 것이다.

모발은 뿌리, 줄기 그리고 모발을 세우는 근육인 입모근으로 구성된다. 모발은 모낭에서 생성되는데, 여기에는 스스로 번식하며 머리카락을 자라게 하는 모기질세포가 있다. 이 세포들이 활동적이고 건강해야 모발이 제대로 자랄 수 있다.

건강수명 연장을 위한 부위별 심상 훈련

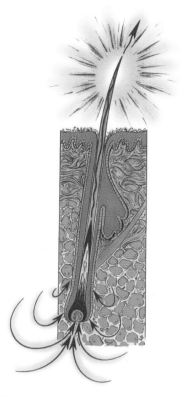

● 튼튼하고 활동적인 모근

꿈은 이루어진다

모기질세포가 풍성하게 분열하고 있고(유사분열), 이 과정을 통해 아름답고 튼튼한 머리카락이 만들어진다고 상상해보라. 혹시 조금이라도 모근세포의 활력이 떨어졌다고 느껴진다면, 앞으로 한참 더 활동적으로 지낼 수 있다고 혹은 다시 활기차게 재활성화될 수 있다고 마음으로 세포에게 속삭이자.

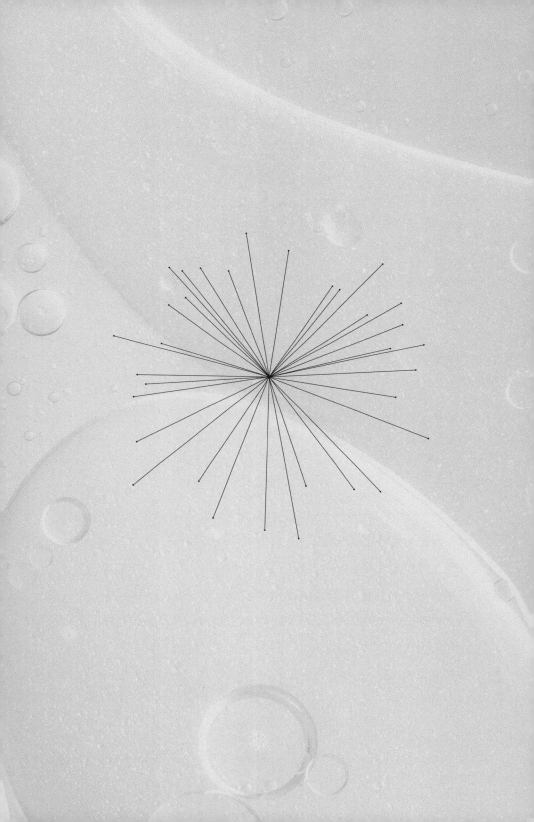

4장

얼굴을 위한 훈련

*

　　외모가 아주 수려한 사람이 어느 시점에 급격히 외적 매력을 잃는 것을 본 적이 있을 것이다. 반면 시간이 지나도, 심지어 수십 년이 지나도 외모가 그대로인 사람도 있다. 여기에는 유전이나 식습관, 운동 습관, 환경 등의 영향이 크다. 하지만 많은 연구를 통해 우리의 감정과 생각 역시 신체 상태에 큰 영향을 미친다는 사실이 밝혀졌다.

이 장에서는 얼굴과 삶의 태도가 서로 어떤 연관성이 있는지 알아보고, 심상 훈련이 얼굴의 탄력을 유지하고 두통을 완화시키는 데 어떤 도움을 주는지 살펴볼 것이다.

나의 태도는
얼굴에 새겨진다

　　스트레스에 의해 종종 미간을 찌푸리거나, 걱정과 조급함이 가득한 표정을 자주 짓는 것은 확실히 얼굴 피부에 부정적인 영향을 미친다. 피하 결합조직은 피부가 당겨지는 방향, 굵은 주름, 잔주름 등을 기억하기 때문에 피부는 시간이 지남에 따라 얼굴이 움직이는 방식을 포함하여 이러한 외형에 스스로 적응한다.

　　이것은 마치 근육을 훈련하는 것과 비슷하다. 피하 결합조직인 표층근막은 적응력이 빠르며 훈련한 것을 능숙하게 기억한다. 우리가 얼굴의 근육들을 움직이는 얼굴 운동을 포함해 다양한 운동을 꾸준히 하면, 결국 더 잘하게 될 것이다. 설령 상황이 이미 잘못된 방향으로 흘러가고 있더라도 지속적인 훈련을 통해 더 나아질 수 있다. 다시 말해 우리는 훈련을 통해 단순히 원하는 것을 얻는 것이 아니라 실천하고 연습하는 습관을 얻게 되는 것이다. 그러므로 원하는 것과 훈련하는 것을 일치시켜야 한다.

자세가 대표적인 예다. 자세는 평생 연습해야 하는 것이며, 더 젊고 매력적으로 거듭나기 위해 가장 빠르게 개선할 수 있는 것 중 하나다. 흉추(흉곽 부위의 척추)가 굽은 자세는 결코 매력적이거나 건강한 자세가 아니다. 하지만 대부분의 사람은 일상생활에서 흉추를 바로 펴지 못하고 구부정한 자세를 취하는 경우가 훨씬 더 많다. 이것은 구부정한 자세를 계속해서 훈련하는 것과 다름없다.

나의 몸을 편안하게 느끼고, 긍정적인 태도로 바라보면 이는 얼굴 표정에도 고스란히 드러난다. 나아가 개인의 사회적 환경은 건강에 직접적인 영향을 준다. 그 연구 중 하나는 다음과 같다.

처음으로 심장마비를 겪은 122명의 남성을 대상으로 해당 경험에 대해 낙관적 태도를 갖는지 혹은 비관적 태도를 갖는지 확인했다. 그 결과 심장 문제, 동맥경화, 높은 콜레스테롤 수치 및 혈압 등의 의학적 요인보다는 병증에 대한 태도가 그들의 기대수명에 대한 더 좋은 예측 인자로 나타났다. 가장 비관적이었던 25명의 남성은 8년 이내에 모두 사망한 반면, 가장 낙관적이었던 25명은 단지 6명만 사망했다. 즉, 개인의 정신적 태도가 건강의 가장 중요한 지표였다고 할 수 있다.[13]

또한 골수 이식을 앞둔 100명의 환자를 대상으로 한 연구에서도 비슷한 결과가 나왔다. 친구와 가족들로부터 많은 응원과 지지를 받고 있다고 답한 환자의 54퍼센트가 2년 후에도 여전히 살아 있었던 반면, 정서적 지원이 거의 없다고 말한 사람 중에는 오직 20퍼센트만이 생존했다.[14] 비유적으로 말하자면, 첫 번째 그룹은 긍정적 생각으로 가득 찬 욕조에 몸을 푹 담글 수 있었던 반면, 다른 그룹은 안타깝게도 긍정 에너지 목욕을 할 수 없었던 것이다.

좋은 소식은 설령 주변에 나의 안녕을 기원하는 사람이 없더라도 스스로 긍정적 분위기의 주변 환경을 조성할 수 있다는 것이다. 결국에는 우리 스스로가 생각이라는 환경을 만들어내는 주체다.

우리의 모든 생각이 타인과 자신 모두에게 친절하고 건설적이라면, 결국 그 생각들은 자신의 얼굴과 몸에 스며들어 새겨질 것이다. 고대 그리스인들은 출산을 앞둔 어머니가 아름다운 조각상과 그림에 둘러싸여 있는 것을 중요하게 여겼는데, 이것이 태아의 외모에 긍정적인 영향을 미친다고 생각했기 때문이다. 얼굴도 마찬가지다. 우리가 긍정적인 생각과 이미지로 스스로를 둘러싼다면, 피부와 신체 전반에 치유와 균형의 효과가 있을 것이다.

얼굴을 위한 명상

얼굴을 이루는 다양한 조직층을 상상해보자. 먼저 표피라고 불리는 최상층에는 촘촘하게 정렬된 세포들이 방수 장벽을 형성하고 있다. 그 아래층에는 상당히 질긴 결합조직과 땀샘, 모낭이 있는 진피가 있다. 가장 깊은 곳에 있는 피하층은 느슨한 결합조직인 표층근막과 얇은 지방층으로 이루어져 있다. 표층근막은 얼굴의 다양한 움직임에 능숙하게 적응한다. 마지막으로 근육에 도달하게 되는데, 근육은 근외막이라고 하는 또 다른 유형의 결합조직에 둘러싸여 있다.

이 모든 층이 서로에게 부드럽게 기대어 편안히 쉬고 있는 것을 느껴보라. 근육이 위의 조직들을 지탱하고, 진피가 표피를 지탱하는 것을 느껴보라. 숨을 들이쉬며 호흡이 모든 층을 통과해 이동하는 모습을 상상해보라. 숨을 내쉬며 호흡이 모든 층을 깨끗하고 맑게 정화한다고 떠올려보라. 다시 숨을 들이쉬며 들숨이 피부의 모

건강수명 연장을 위한 부위별 심상 훈련

든 층에 활력을 불어넣는 모습을 그려보라. 숨을 내쉬며 각 층이 점점 더 부드러워지고 편안하게 이완되는 모습을 상상해보라. 이 심상을 마음에 담아두고 호흡을 몇 번 더 반복해보라.

안면근육과 우리의 감정 상태는 자율신경계를 통해 연결되어 있다. 긴장을 풀고 충분한 휴식을 취하면 그 상태가 얼굴에 드러난다. 마찬가지로 얼굴의 긴장을 풀면, 신경계 전체에 재생 효과가 나타난다. 인도의 아유르베다Ayurveda 의학에서는 전체 신경계의 상태에 영향을 미치려는 목적으로 특수한 얼굴 마사지를 사용하며, 서양에서도 이러한 목적으로 다양한 마사지 방법을 활용한다.

이제 이 모든 층이 서로 소통하고 있다고 상상해보자. 이러한 소통은 피부 표면의 장력을 유지하면서 얼굴을 편안하고 탄력 있게 만드는 데 도움이 된다. 피부 속 콜라겐의 역동성이 피부에 이상적인 팽팽함을 더해주는 것을 상상해보라. 표층의 결합조직은 텐세그리티 구조로 되어 있어 피부가 탄성을 회복할 수 있다.

눈꺼풀과 눈 주변의 피부를 떠올려보라. 콜라겐과 엘라스틴의 풍부한 역동성은 피부에 중요한 요소다. 눈 둘레의 충분한 공간감과 개방감을 느껴보라. 그다음 입술 주변의 피부와 입술 안쪽 근육인 구륜근에 초점을 맞춰보자. 스트레스는 종종 입 주변 근육과 결합조직의 무의식적인 긴장을 통해 드러난다. 입술 주변을 매끈하게 유지하려면 콜라겐과 안면근육의 탄성 및 복원력을 떠올려보라. 무엇보다도 입술이 편안해지고 이완되는 모습을 상상해보라. 입술에 부드럽고 유연한 느낌을 만들어보라.

얼굴을 위한 유산소 운동

의식적으로 피부를 인지하지 않고 얼굴 운동을 수행하는 것은 효과가 별로 없으며, 심지어 주름이 늘어나는 결과를 초래할 수 있다. 내가 얼굴을 어떻게 움직이는지 인지할 수 있다면, 얼굴의 특정 근육을 조이거나 이완하는 등의 연습은 좋은 효과가 있다. 연습을 통해 완벽해지는 것이 아니라, 연습을 통해 영구적으로 지속되는 상태를 만든다는 것을 기억하라. 달성하고자 하는 목표를 상기하지 않고 단순히 연습만 하는 것은 진정 원하는 목표를 이루는 데 효과가 크지 않다.

사실 우리는 사람들과 소통하면서 하루 종일 얼굴 운동을 하고 있다. 가장 먼저 해야 할 일은 일상생활 속에서 얼굴의 움직임을 느껴보고 혹시 내 얼굴이 긴장하고 있지는 않은지 확인하는 것이다. 사람들과 대화할 때 자기 얼굴에 집중하는 것이 어색할 수 있지만, 이는 긴장 없는 얼굴을 어느 정도 유지하며 사는지 알아보는 좋은 방법이다.

얼굴 운동의 첫 번째 단계는 얼굴의 긴장을 풀고 이완하는 것이다. 긴장된 근육과 결합조직은 스스로 무엇을 하고 있는지 감각하는 능력을 감소시킨다. 운동의 질이 운동의 효과를 결정한다.

입을 다양한 방향으로 움직이면서 실습을 시작해보자. 입술을 부드럽게 오므렸다가 긴장을 풀어보라. 이 동작을 세 번 반복한다. 이번에는 입꼬리를 올렸다가 내린다. 이 동작 역시 세 번 반복해 수행한다. 눈을 크고 넓게 떴다가 꼭 감는다. 이 역시 세 번 반복한다. 이러한 움직임들을 수월하게 수행할 수 있는지 확인해보라. 눈을 크게 뜬 상태에서 눈을 꼭 감은 상태로 가는 데에는 수많은 전환 과정이 있다.

실습을 수행하면서 피부와 결합조직을 구성하는 세포들이 즐겁게 웃고 있다고 상상해보라. 입과 마찬가지로 눈 주변에도 원형의 조임근이 있다(요즘 들어 입 주변의 구륜근은 조임근의 범주에 들지 않는다-옮긴이). 다만, 조임근이라는 해부학적 이름에 포함된 이미지는 우리가 집중해야 할 중요한 움직임은 아니다. 수축되어 조여진 상태는 우리가 체화하고자 하는 최선의 상태라고 보기는 어렵다. 이 근육이 과도하게 긴장되고 수축되면, 오히려 주름진 피부와 걱정스러운 표정을 연습하게 될 것이다.

양쪽 눈 둘레의 근육이 호수 표면의 파문처럼 동심원 형태로 확장되어 퍼져 나가는 것을 상상해보라. 입 주위의 근육도 마찬가지다. 눈과 입 주변의 원형 근육들이 모두 넓게 확장되고, 동시에 이완된다고 상상해보라.

자연스럽게 얼굴 탄력을 높이기

필요하다면 손을 깨끗이 씻고 시작하자. 잠시 양손을 비벼 온기를 만든 다음 얼굴을 감싸보라. 가능한 한 얼굴을 많이 가리는 것이 좋다. 머리는 조금 앞으로 기울인다.

손에 닿아 있는 피부가 양손에 의해 지지되고 있다고 상상해보라. 손에서 피부가 편안하게 이완되는 것을 상상해보라. 마치 얼굴의 피부, 결합조직, 근육이 그동안 축적된 긴장을 내려놓을 기회를 마침내 얻은 것처럼 내 손에 모든 긴장을 녹여낸다. 손이 피부를 지지해주는 감각에 집중하라.

얼굴에서 녹아 나온 긴장을 손이라는 스펀지가 모두 흡수한다고 상상해보자. 이제 손을 떼고 흔들어, 손에 묻어난 긴장감을 탈탈 털어내자. 배출된 긴장감은 재활용되어 편안함과 행복감을 줄 것이다. 이 과정을 세 번 이상 반복해보자.

피부의 세포들이 신선한 샘물로 깨끗하게 세척되고 헹궈지는 모습을 시각화해보라. 결합조직과 피부가 적응하고 구조를 변경하면서, 세포들이 정수리 위쪽 방향으로 살짝 떠오르는 듯한 감각을 느껴보라. 세포들이 충분한 공간과 풍부한 샘물을 가지고 있다고 상상해보라.

이제 손에 닿은 피부가 실제로 위쪽으로 떠오른다고 상상해보라. 피부 속 콜라겐과 엘라스틴이 더욱 탄탄해지고 부력이 커지면서 얼굴의 세포 하나하나를 위로 끌어올려주고 있다. 오랜 세월에 걸쳐 중력이 남긴 흔적이 서서히 지워진다.

이제 손을 떼고 편안해진 피부를 느껴보라!

얼굴을 위한 기공

기공氣功이나 태극권 같은 동양의 수련법들은 에너지에 대한 의식과 부드럽고 조화로운 움직임을 통해 신체의 건강을 달성할 수 있다고 말한다. 이러한 관점을 염두에 두고 피부와 결합조직을 움직여보자.

플루트, 바이올린, 하프 등으로 연주한 심신을 안정시키는 음악을 떠올려보라. 그리고 천천히 얼굴의 피부를 움직여 보라. 원칙은 없다. 느린 움직임이면 어떤 동작이든 좋다. 지금 이 순간에 내가 어떤 움직임을 할 수 있는지 혹은 어떻게 움직이고 싶은지를 인식하며 천천히 얼굴을 움직여보라. 얼굴의 모든 근육에 집중하면서, 그 근육이 어떻게 수축하고 이완되는지 느껴보라. 입술을 살금살금 움직이고, 입을 크게 벌렸다 오므리고, 볼을 홀쭉하게 하거나 부풀려볼 수 있다. 얼굴의 피부와 결합조직, 근육이 마치 슬로우 모션으로 춤을 추고 있다고 상상해보라. 이 춤이 얼굴의 세포에 활력을 불어넣고, 활기찬 기분을 느끼게 해준다고 상상해보라.

섬세한 감각의 얼굴 피부

이제 머리를 다양한 방향으로 움직여보자. 위아래로 혹은 양옆으로 돌려보거나 한쪽으로 기울여볼 수도 있다. 이때 수많은 피부세포가 움직임에 따라 어떻게 함께 움직이는지 느껴보라. 피부세포가 모든 움직임을 섬세하게 감지한다고 상상해보라. 그들은 머리위치의 변화, 회전, 비틀림 등을 모두 예민하게 감지한다.

머리의 움직임에 따라 얼굴은 공간 속에서 공기를 가르며 움직인다. 자신이 있는 공간에서 천천히 걸으며 얼굴을 스치는 공기가 피부를 마사지하고 톤을 정돈해준다고 상상해보라. 얼굴에서 모든 스트레스가 풀려나가는 것을 상상해보라.

얼굴 근육의 중심 허브, 볼굴대

볼굴대modiolus(섬유성 결합조직으로, 입 주변 근육들이 모여 부착된 곳을 말한다-옮긴이)는 작지만 중요한 얼굴 근육이다. 근육들의 교차로

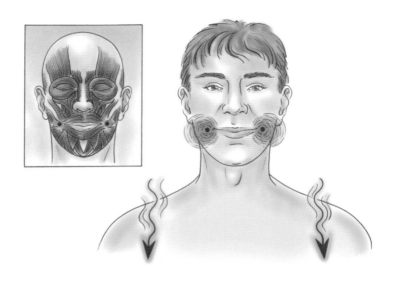

● 작지만 중요한 근육인 볼굴대

이자 얼굴의 배꼽이라고 할 수 있다. 볼굴대는 바퀴의 중간에 위치
한 허브처럼 얼굴의 여러 근육을 연결한다. 볼굴대의 긴장은 얼굴
전체에 영향을 미친다.

　볼굴대를 찾는 가장 쉬운 방법은 입꼬리에서 조금 바깥쪽 부분
을 엄지와 검지로 잡아보는 것이다. 볼의 다른 부분에 비해 다소
두껍게 느껴지는 부위가 바로 볼굴대다. 잡고 있는 두 손가락으로
볼굴대를 부드럽게 마사지해보자. 이 부분 주위를 손가락으로 원
을 그리듯 마사지해주면 어깨와 목도 함께 이완되는 것을 느낄 수
있다.

긴장도를 반영하는 손과 얼굴

손의 긴장도는 얼굴의 긴장도와 밀접한 관련이 있다. 손을 움직이면서 눈과 입 둘레의 근육, 혀의 근육을 포함한 안면근육의 긴장도를 관찰해보라. 다음의 실습을 진행하며 손가락을 펴고 움켜쥐고 움직이는 동안 얼굴의 근육의 반응을 관찰해보자.

오른손을 꽉 주먹 쥐었다가 활짝 펼친 다음, 손가락을 털듯이 흔들면서 얼굴을 관찰하라. 왼손으로 오른쪽 손목을 잡고 가볍게 흔들어보라. 손의 뼈, 특히 손목의 뼈들이 딸랑딸랑 소리를 내는 방울들이라고 상상해보라. 약 1분 후에 손을 놓고 오른쪽 얼굴과 어깨가 더 편안해졌는지 느껴보라. 왼쪽도 같은 동작을 반복해보자.

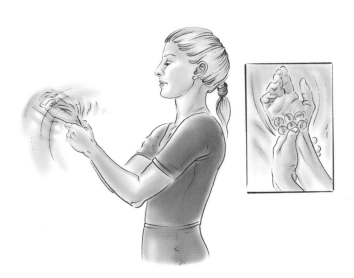

● 손과 손목의 이완을 통한 얼굴 이완

통증을 조절하는
심상 훈련법

　　두통은 행복하고 편안한 얼굴을 만드는 데 장애가 된다. 두통을 자주 겪는 사람들은 조금만 머리가 아파도 얼굴에 그대로 드러난다. 이와 관련된 개인적 경험이 있다. 한번은 배를 타고 가다가 극심한 두통을 느꼈다. 여러 가지 시각화를 시도해봤지만, 별다른 효과를 거두지 못했다. 하지만 이럴 때마다 새로운 것을 배우게 된다는 것을 알고 있었기에, 점점 더 심해지는 두통에 시달리면서도 '나는 무엇이든 배울 준비가 되어 있다'고 스스로 되뇌었다. 절망하기보다 빨리 방법을 찾기를 간절히 바랐다.

　　신체적으로 건강할 때 무언가를 배우기가 훨씬 쉽다. 이전에 비슷한 상황을 겪으며, 이를테면 "왜 하필 나에게 이런 일이 생겼을까?"와 같은 부정적인 셀프토크를 끄고, 그 대신 긍정적인 전망의 스위치를 켜는 것이 회복 과정을 작동시킬 수 있다는 것을 배운 적이 있다.

나는 움직임과 접촉 사이의 관계를 기억해냈다. 움직임에 대한 사랑은 손을 통해 전달된다. 몸속의 조직에 대한 깊은 사랑, 존중, 경외심을 느끼면서 아픈 부위를 쓰다듬는 행위는 큰 안도감을 가져다준다. 나는 사랑의 진동을 활성화하고, 두 손에 사랑의 느낌이 가득한 것을 상상하며 손을 머리에 얹었다.

통증은 즉시 가라앉았지만 여전히 저항감이 느껴지는 부위가 있었다. 그 부위에 더 많은 사랑을 쏟아부었다. 사랑의 구현이 모든 세포 하나하나에 자리 잡고, 사랑의 진동이 고통의 진동을 중화시키자 몇 분 만에 두통이 사라졌다.

사랑은 우리 모두 삶의 어느 시점에 한 번쯤 느껴봤을 감정이다. 그 순간을 떠올리며 사랑의 감정이 손 그리고 내 몸의 어디에나 존재한다고 상상할 수 있는가? 그렇다면 출발이 좋다. 결과는 심상 실력에 따라 달라지며, 훈련을 통해 실력은 점점 나아질 것이다. 이 책에 있는 다양한 실습 중 한두 가지를 매일 읽고 훈련하다 보면, 심상을 만들어내고 그것을 더욱 강력하게 유지하고 조절하는 능력이 분명히 향상될 것이다.

심상은 통증 지각을 조절하고 다양한 건강 문제의 통증을 줄이는 데 도움이 된다고 알려져 있다.[15] 통증에 대한 경험은 매우 주관적이며, 사건 이후에 결과를 어떻게 인지하는지와 깊은 관련이 있다. 개인적 신념과 기대 역시 통증의 정도에 큰 영향을 미친다.[16]

상상으로 만들어낸 통증과 실제의 통증은 공통된 경로를 공유하는 것으로 보인다. 어떤 움직임이 고통스럽다고 생각하거나 고통스럽지 않다고 생각하는 것이 동작의 수행에 영향을 미친다는 것이 입증되었다.[17] 통증이 있으면 움직임과 근육의 활성화에 변화가 생기며 통증이 사라진 후에도 통증 이전으로 돌아가지 않고 변경된 패턴이 지속될 수 있다.[18]

고통스러운 감정과 실제 고통은 뇌의 동일한 영역에서 처리되는 것으로 밝혀졌다.[19] 고통스러운 감정이 운동 능력에 영향을 미칠 수 있다는 사실과 심상과 같이 감정을 조절할 수 있는 기술을 익히는 것이 유용하다는 사실을 인식하는 것이 중요하다. 이를 위한 가장 간단한 기술은 생각의 초점을 좋은 기억으로 옮기는 것이다.

은유적 심상도 통증을 다루는 데 도움이 된다. 먼저 빨갛게 달궈진 물체나 핀으로 신체의 특정 부위를 찌를 때처럼 통증이 연상되는 이미지를 떠올려보라. 그다음 같은 부위에 대해 부드럽고 이완된 느낌이나 청량한 푸른색과 같이 편안한 상태와 연관된 이미지를 떠올려보라. 이 실습을 반복적이고 체계적으로 실행한다면 상당한 효과가 있을 것이다.

저항에 맞서 더 많은 빛으로 세포 채우기

사랑을 주고 싶은 신체 부위에서 종종 저항감을 느낄 수 있다. 그 부위는 내가 상상하는 어떠한 긍정적인 이미지나 감정도 받아들일 생각이 없는 것처럼 여겨질 것이다. 또한 마음의 눈으로 해당 신체 조직을 바라볼 때 흐릿하거나 어둡게 보일 수도 있다. 통증이 있는 신체 부위는 혼란스럽고 빽빽하게 밀집되어 있는 것처럼 느껴지며, 공기가 잘 통하거나 가벼운 느낌과는 거리가 멀다. 이런 증상은 종종 부상 당한 부위에서 나타난다. 이 경우 다음의 실습이 도움이 된다.

우리 몸의 세포 하나하나에 조명이 켜져 있다고 상상해보라. 아름다운 촛불이나 다른 종류의 조명이 세포를 환하게 밝혀준다. 세포는 점점 더 선명하고 투명해진다. 세포의 모든 구석구석이 환히 빛나고 있다.

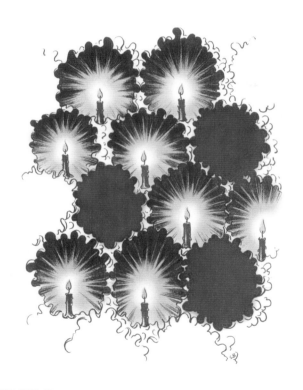

● 세포 안을 채우는 빛

움직임의 원동력, 사랑

모든 움직임의 근원적인 동기는 사랑이다. 사랑은 진동이나 공명 또는 색으로 인지할 수 있으며, 신체 조직의 움직임으로 경험할 수 있다. 사랑에 빠졌을 때처럼 행복하고 만족스러운 상태에서는 감동이 느껴지고 흥분되며 움직이고 싶어진다. 반대로 우울한 상태에서는 무력감이 느껴지고 움직이고자 하는 의욕이 사라진다.

사랑을 느끼기 위해 반드시 누군가가 필요한 것은 아니다. 완벽한 소울메이트만이 그 역할을 할 수 있는 것도 아니다. 아름다운 풍경 앞에 서면 자연에 대한 사랑을 느낄 수 있고, 음악이나 눈부신 예술작품 앞에서 예술에 대한 감동적인 사랑을 느낄 수 있다. 나는 많은 공연 예술가가 춤을 통해 움직임에 대한 사랑을 표현하는 것을 보았다. 생각해보자. 우리가 건강하게 살아갈 수 있도록 끊임없이 애쓰는 세포들에게 사랑을 느껴본 적이 있는가?

사랑이라는 단어의 셀프토크

다음의 심상은 통증을 완화하거나 치유 과정을 가속화하는 데 도움이 된다. 사랑이 우리 체내 섬유들에 필수적인 요소라고 여기고, 몸속 조직들에 그런 사랑을 넣어 반죽하고 있다고 상상해보라. 사랑과 신체 조직들이 잘 혼합되어 뼈와 관절, 근육과 근막, 장기와 신경 등 신체의 모든 영역과 전체 시스템에 퍼져 나가는 모습을 상상해보라.

이런 이미지가 어색하고 기묘하게 느껴진다면 사랑이라는 단어 자체를 시각화할 것을 추천한다. 반짝이는 금색으로 '사랑'이라는 단어가 적혀 있다고 생각해보자. 그리고, 속으로 그것을 읽어보자. 사랑이라는 말소리가 공명하는 것을 상상해보라. 소리의 깊은 진동이 내 몸을 관통해 울려 퍼지며 긴장된 지점을 녹여주는 모습을 상상해보라. 소리가 가진 진동이 유리를 깨뜨릴 수 있다면, 분명히 긴장감도 녹여버릴 수 있을 것이다. 마음의 눈으로 긴장된 영역 한 가운데 사랑의 물방울을 몇 방울 떨어뜨리고, 그것이 녹으면서 부드럽게 이완되는 것을 지켜보라.

셀프토크를 선호한다면 '사랑'이라는 단어를 조용히 읊조리는 것도 도움이 된다. 이 소리가 조직과 세포들에 불러일으키는 진동을 느껴보라. 세포막, 세포질, 세포핵까지 모두가 이 긍정적인 소리에 진동하는 모습을 상상해보라.

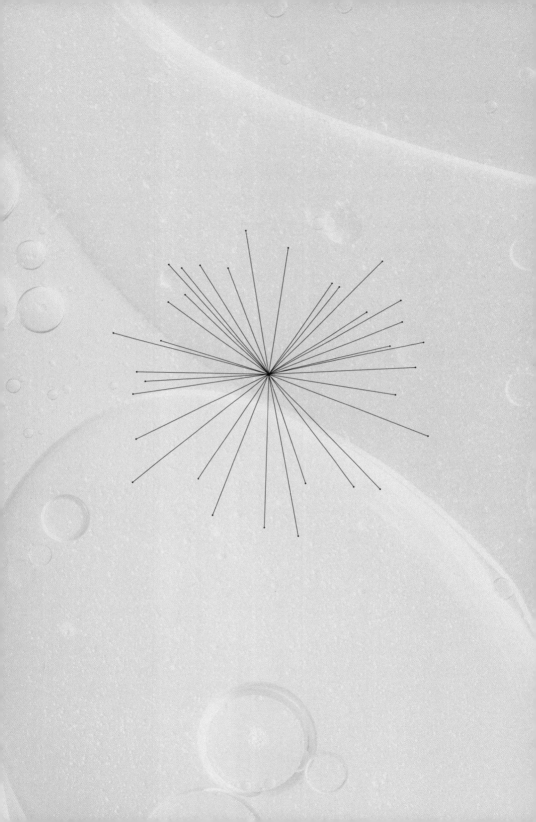

5장

눈을 위한 훈련

*

어떤 의미에서 우리는 뇌를 통해 사물을 본다. 건강한 눈을 통해 포착된 이미지는 다소 흐릿하게 분산되어 있는데, 뇌는 그것을 더 선명하고 또렷하게 편집한다. 그러므로 "뇌로 본다"라고 말하는 것은 꽤 타당하다.

뇌는 인지한 것을 해석하는 기관이다. 뇌는 사용 가능한 데이터를 기반으로 현재 보고 있는 것이 무엇인지 최선의 추측을 내린다. 길가에서 잠깐 스치듯 본 것이, 나중에 보니 원래 봤다고 생각한 것과 전혀 달랐던 적이 있을 것이다. 예를 들어, 동물을 봤다고 생각했는데 실제로는 덤불을 봤던 것과 같은 경우다.

이처럼 뇌는 종종 속도를 위해 정확도를 어느 정도 희생시켜 우리의 생존을 돕는다. 이와 유사하게 우리의 내면에서 떠오르는 이미지들을 일종의 해석으로 간주할 수 있다. 이 장에서는 자신의 믿음과 기대에 따라 채색된 렌즈를 통해 세상을 보는 법을 실습해보겠다.

보는 것이
곧 해석하는 것이다

눈은 안구, 안구를 움직이는 근육, 눈꺼풀, 눈물샘과 같은 장치들로 구성되어 있다. 안구는 안와眼窩에 덩그러니 있는 것이 아니라, 마치 쿠션처럼 안구를 보호하고 안구의 움직임과 활동성을 증가시키는 지방 위에 놓여 있다(이것은 긍정적인 지방의 또 다른 예다). 안구를 바깥쪽에서 안쪽으로 들어가며 살펴보면 공막, 맥락막, 망막의 세 층으로 구성되어 있음을 알 수 있다. 망막은 빛을 받아들이고, 주변 세상에 대한 정보 수집을 시작하는 부위다.

시신경은 안구의 뒤쪽에서 안구로 들어간다. 시신경은 약 백만 개의 신경섬유로 구성되어 있으며, 수집된 빛 정보를 뇌로 전달한다. 눈의 앞쪽에는 각막과 수정체를 포함한 광학 장치가 있으며, 홍채는 동공으로 들어오는 빛의 양을 조절하는 셔터 역할을 한다. 홍채는 빛 노출 정도에 따라서 동공괄약근의 도움을 받아 동공의 크기를 확대하거나 축소한다. 각막, 수정체, 기타 요소들은 들어오는

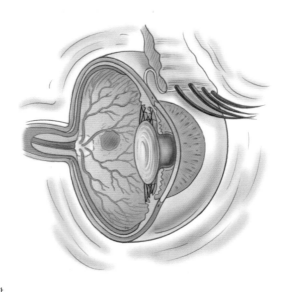

빛을 분산하여 망막에 닿게 하는데, 이곳에 눈의 실제 감각기관인 막대세포와 원뿔세포가 존재한다.

원형의 모양체근은 트램펄린의 점프대를 지지하는 스프링과 비슷한 방식으로 수정체를 지탱하고 있다. 모양체근이 수축하면 수정체가 두꺼워지고 약간 작아진다. 이 작용을 통해 사물을 가까이서 볼 수 있다. 모양체근이 이완하면 수정체는 얇고 넓어지며, 눈은 멀리 있는 물체를 보는 데 적합해진다.

만약 계속해서 가까운 것만 본다면 수정체는 '두꺼운' 상태를 지속할 것이고, 모양체근은 끊임없이 수축해 피로해질 것이다. 모양체근을 이완시켜 휴식을 취하게 하려면 가까이에 있는 것보다 멀리 있는 것을 봐야 한다. 눈의 피로는 얼굴과 신체의 다른 부분에도 영향을 미친다.

눈 근육 강화 및 이완하기

이 실습은 눈과 눈 주변 근육을 강화하고 이완시켜준다. 수정체를 조절하는 근육의 긴장을 풀어주는 데 도움이 되며, 오랜 시간 문서나 컴퓨터 화면을 보는 경우에 유용하다. 근무 중에 이 실습으로 눈에 필요한 휴식을 취하라. 시야가 선명해지는 경험을 하게 될 것이다.

실습을 본격적으로 하기 전에 먼저 양 손바닥을 비벼서 약간 따뜻하게 만든다. 그다음 눈을 감고 손바닥을 눈 위에 올려놓는다. 이제 언덕 위에 서 있다고 상상해보라. 바로 앞에는 매력적인 꽃이 핀 덤불이 있고, 저 먼 곳에는 초록 잎이 무성한 나무와 그 위로 떠 있는 하얀 구름이 보인다. 멀리 있는 나무나 구름에 시야를 집중해보자. 상상 속에서 이것들을 최대한 선명하게 보려고 노력해보자.

다음으로 시선을 다시 눈 앞의 덤불로 옮겨보자. 덤불에 잠시 시선을 두면서 꽃의 아름다움과 환하게 빛나는 색상을 감상해보자. 자연이 만들어낸 아름다움에 감탄하며 꽃향기를 맡아보아도 좋다. 약 30초간 바라본 뒤, 천천히 시선을 옮겨 멀리 있는 나무를 바라보라. 마치 시선이 어느 정도 무게를 가진 것처럼, 나무 위에서 잠시 휴식을 취하고 있다고 상상해보라. 이제 나무 위의 폭신한 구름으로 시선을 옮겨보자. 구름은 하늘을 가로지르며 천천히 움직이고, 나무는 바람에 산들산들 흔들린다.

마음의 눈으로 가까운 곳에서 먼 곳으로 시선을 옮기기를 세 번 반복해보자. 이 모든 과정을 편안한 마음을 유지한 채로 밟아보자. 눈이 자신의 자리인 안와에서 편안히 쉬며 천천히 부드럽게 움직이는 것을 상상해보라.

이제 눈을 감은 상태로 손을 떼자. 잠시 기다렸다가 천천히 눈을 뜨고 눈 주위의 편안함과 이완된 느낌을 알아차려보라. 색깔들이 조금 더 선명해지거나 물체들의 윤곽이 조금 더 또렷해진 것을 느껴보라.

이완된 목, 행복한 눈

근육의 긴장이나 근막의 질과 같은 목의 상태는 눈의 느낌에 영향을 준다. 왜 그럴까? 머리는 경추의 꼭대기에 균형을 잡고 올려져 있다. 이때 내가 원하는 방향으로 눈을 움직이기 위해 경추에서 끊임없이 미세 조정이 일어난다. 거북목처럼 바르지 않은 자세에서는 하부 경추가 굴곡되고, 머리가 있는 상부 경추는 신전된다. 이는 목에 지속적인 긴장을 유발하고, 그로 인해 눈을 원하는 방향으로 움직이기 더 어려워진다.

매트나 침대 또는 편안한 바닥에 바르게 누워보자. 목 위에 한 손을 얹고, 그 위에 반대쪽 손을 포갠다. 이제 목의 근육이 손을 통해 이완되고 있다고 상상해보라. 손의 온기와 중력의 도움으로, 목의 근육들은 긴장을 내려놓으며 더 부드럽고 넓어진다. 만약 은유적 심상을 좋아한다면 숟가락에서 꿀이 흘러내리듯이 목의 근육이 녹아내리는 것을 상상해보라. 부드럽게 녹아내리는 목과 안와에

서 편안하게 이완된 눈의 이미지를 조합해도 좋다. 눈 주위의 근육
이 함께 이완되는 것을 느껴보라.

이 실습은 기대어 앉은 자세에서 수행할 수도 있다.

눈과 색에 대한
인지

요즘에는 누구든 다양한 색상의 콘택트렌즈를 착용할 수 있다. 그렇다면 눈 안에 있는 내재적 색에 대해 생각해본 적 있는가? 망막에는 일종의 '물감 통'이 있다. 망막에 존재하는 막대세포와 원뿔세포는 눈의 광센서라고 할 수 있는 감각기관이다. 흑백에 민감한 막대세포는 그 수가 무려 1억 2천만 개에 달하며, 민감하게 빛을 감지한다. 하지만 사물의 색은 원뿔세포만 인지할 수 있다. 원뿔세포는 세 종류가 있으며, 각각 적색, 청색, 녹색을 감지한다. 이 세가지 색으로부터 다른 모든 색이 만들어진다. 막대세포와 원뿔세포 모두 유입되는 빛을 전기화학적 신호로 변환할 수 있으며, 이는 뇌로 전달된다.

광센서 중 하나인 원뿔세포 안에는 포톱신photopsin이라는 시각 색소가 있다. 이것들은 마치 디스크 더미처럼 쌓여 있다. 이 포톱신 디스크는 색상을 감지하는 역할을 하며, 포톱신이 모두 사용되면 세포의 끝부분으로 이동하여 버려진 후 재활용된다. 다음의 실습에서 컬러 디스크의 생산과 재활용을 도와주는 이미지를 시각화해보자.

눈동자 색 채워주기

바르게 눕거나 의자에 등을 편안하게 기대고 앉아보자. 눈을 감고 양손으로 두 눈을 가린다. 눈 뒤쪽에 있는 많은 수용체, 즉 막대세포와 원뿔세포를 떠올리는 것부터 시작해보자.

먼저 빨간색을 상상해보라. 가능한 한 선명하게 빨간색을 볼 수 있게 빨간 장미나 새빨간 딸기 한 바구니를 떠올려보라. 이 선명한 색이 광센서 안으로 쏟아진다고 상상해보라. 원뿔세포가 빨간색으로 가득히 채워지고 있다.

이제 파란색으로 반복해보자. 푸른 하늘이나 새파란 바다를 시각화해보라. 어떤 것이든 좋으니 생생하고 활기찬 파란색을 떠올려보라. 이 파란색이 원뿔세포

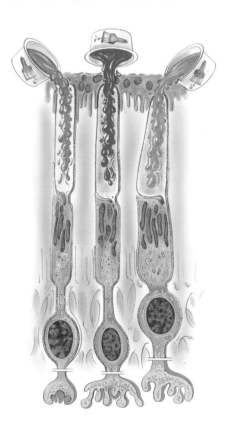

● 색으로 채워지는 원뿔세포

를 채워주고, 원뿔세포는 파란색으로 찬란해진다.

이번에는 초록색을 상상해보라. 잔디, 숲, 이끼 등 초록색을 가장 잘 시각화할 수 있는 것을 떠올려보라. 생명력이 넘치는 무성한 초록색이 원뿔세포를 채운다. 건강하고 행복한 눈을 위한 초록의 축제다.

원뿔세포가 생생하고 선명한 빨간색, 파란색, 초록색으로 가득 채워진 모습을 마지막으로 한 번 더 확인해보라. 그다음 천천히 눈에서 손을 떼보자. 주변 환경의 색이 더 선명하게 보이는 것을 느낄 수 있을 것이다.

6장

세포를 위한 훈련

*

　　어떻게 내 안의 세포와 대화할 수 있을까? 어떻게 하면 우리 몸을 만드는 일에 적극적으로 참여할 수 있을까? 물론 헬스장에서 운동하거나 몇 가지 긍정적인 말들을 꾸준히 반복하는 것도 좋은 방법이다. 하지만 이 장에서는 조금 더 깊이 들어가 세포와 의식적인 대화를 나누려 한다. 단지 우리의 평상시 정신 활동의 산물을 들여다보는 것이 아니라, 세포들의 목소리를 듣고 의견을 나누는 것이다. 이를 위해서는 약간의 이완과 집중이 필요하다.

세포가 매우 긍정적이고 유연하며 원활히 의사소통을 하는 한편, 다소 완고한 면도 있다고 상상해보자. 나는 세포가 최적의 상태가 되도록 지원할 능력이 있으며, 세포의 완고한 특성조차도 변화시킬 수 있다. 나로 인해 세포는 더 탄력적이고 긍정적인 생명 에너지를 흡수하게 될 것이다.

세포와의 대화
시작하기

모든 세포는 각자 자신만의 마음을 가지고 있다. 합리적인 관점에서 볼 때 세포는 종종 이해할 수 없는 행동을 보인다. 일례로 뇌의 뉴런은 소위 잡음이라는 것을 생산하는데, 적어도 뇌에 대한 현재의 이해 수준에 의하면 이러한 잡음은 뇌의 업무처리에서 도움이 되지 않는 메시지로 구성되어 있다. 어쩌면 뉴런들은 뇌 안의 명당에서 길쭉한 수상돌기 다리를 쭉 뻗고 그저 좋은 경치를 보며 행복해하는 중일지 모른다.

세포의 행동 패턴은 수백만 년에 걸친 진화와 충분히 반복된 특정 생물학적 사건에 기반한다. 이러한 패턴 중 하나는 특별한 이유 없이 일정한 시간이 지나면 죽는 것이다.

하지만 우리 몸에는 영원히 살 수 있는 세포도 많다. 여성의 난세포, 남성의 정자세포로 대표되는 생식세포와 줄기세포는 어떤 의미에서 영생한다고 할 수 있다. 이 세포들은 무한히 분열하고 증식하므로 결코 죽지 않는 것처럼 보인다. 과학은 여전히 세포들이 죽는 이유를 알아내느라 애쓰고 있지만, 아무래도 우리는 영생을 누릴 잠재력을 지닌 세포들에 초점을 맞추는 편이 좋을 것 같다. 흥미로운 것은 영생을 가능하게 하는 데이터베이스와 소프트웨어가 세포 속 어딘가에 있는 비밀의 방에 갇혀 있다는 것이다.

기존의 과학은 인간 구조의 아주 세밀한 부분까지 유전자에 의해 미리 결정된다고 생각했다. 하지만 게놈 지도를 만든 과학자들에 의해, 인체의 모든 것이 미리 결정되기에는 유전자가 충분하지 않다는 사실이 밝혀졌다. 10만 개 수준으로 예측되던 유전자는 실제로는 약 3만 개에 불과했으며, 이는 우리 몸을 구성하는 데 필요한 설명서와 청사진이 턱없이 부족함을 의미한다.

이 딜레마에 대한 해답은, 결국 우리가 누구이고 어떤 모습이 될지는 우리의 행동과 환경에 의해 영향을 받는다는 것이다. 《타임》지에 유전학자 크레이그 벤터Craig Venter의 연구에 관한 흥미로운 기사가 실린 적 있다. 벤터는 우리 행동의 핵심은 유전자가 아니라 환경이라고 말한다.[20] 유전적 관점에서 우리가 무엇이 될것인가를 바라보는 이러한 방식을 후성유전학이라고 한다.

학습과 변화는 유전자를 선택적으로 켜고 끄는 것이라 할 수 있다. 우리의 유전자는 역동적이고 적응력이 뛰어나며, 내재적 요인뿐만 아니라 우리의 행동 패턴에 의해서도 영향을 받는다. 우리는 유전자와 끊임없이 소통하고 있다.

서양에서는 최신 과학의 연구에 근거해 우리 자신을 정의하는 경우가 많다. 하지만 구조적 존재로서 인간의 가변적 본성은 동양

철학에서 오래전부터 제시되어 왔다.

우리는 우리가 행동하는 대로 되고, 우리의 행동은 우리의 움직임과 자세, 감정 및 정신적 습관, 뇌를 맴도는 지배적인 이미지와 셀프토크에 따라 결정된다. 한때 난해한 신비주의로 여겨졌던 것들이 현재는 과학적으로 증명되었다. 이러한 통찰에 힘입어 이제 세포 건강을 증진시키는 여정으로 한 발 더 내딛고자 한다.

세포에 해로운 것들
제거하기

우선 세포에 해를 끼칠 수 있는 행동을 하지 않는 것이 중요하다. 이는 결국 가공되지 않은 건강한 음식을 먹는 것, 신선한 공기를 충분히 마시며 활동하는 것, 충분한 운동을 하는 것 등을 의미한다.

건강을 향상시키기 위해 반드시 많은 시간을 들여야 하는 것은 아니다. 하루에 12분 정도 인터벌 트레이닝을 하는 것만으로도 어느 정도 효과를 볼 수 있다. 인터벌 트레이닝은 짧은 고강도 운동과 짧은 휴식을 번갈아 수행하는 운동 방식이다. 혹시 지금 앉아 있는 의자가 회전의자이거나 흔들의자 혹은 엄청나게 푹신한 의자가 아니라면 지금 당장 그 의자를 이용해 인터벌 트레이닝을 할 수 있다. 자세한 운동 방법은 www.franklinmethod.com의 'Sit to be Fit'이라는 유료 프로그램을 참고하라.

부정적인 이미지나 부정적인 셀프토크 같이 스트레스를 높이는 심리적 활동은 세포에 해롭다. 하지만 그 영향이 증상으로 나타나는 데 시간이 걸리므로 쉽게 인지하지 못한다. 그럼에도 세포의 안녕은 결국 신체적, 정신적 습관에 달렸다. 기분이 썩 좋지 않거나 몸이 뻣뻣하고 피곤하게 느껴지더라도 "나는 숨을 쉴 때마다 점점 더 좋은 느낌으로 채워진다"라고 반복해서 말할 수 있는가? 기분이 무척 언짢은데도 "나는 기분이 좋아"라고 억지로 말하지는 않도록 주의하라. 스스로에게 거짓말을 하는 것처럼 느껴질 것이다. 그럴 때는 다음과 같은 말을 통해 점진적으로 발전시켜나가는 것이 좋다.

"기분이 좋아지기 시작했어. 어깨에서 좀 더 이완된 느낌이 드네. 호흡도 조금씩 깊어지는 것 같아."

이제 유전자와 대화를 나누어 보려 한다. 세포를 정화하고 튼튼하게 하며 동기를 불어넣어 주는 것을 상상해볼 것이다. 이 실습을 통해 세포 깊은 곳에 건강을 심어줄 수 있다.

세포에서 노폐물 제거하기

세포 안의 미니 컨테이너이자 작은 운송장치인 액포를 시각화해보자. 그것들은 마치 작은 공기 방울처럼 세포 안을 떠다니고 있다. 액포의 역할은 세포 안의 폐기물들을 세포 밖으로 운반하는 것이다. 이 과정을 세포 안에서 쓰레기봉투들이 공중에 뜬 채 세포벽을 향해 이동하는 모습으로 상상해볼 수 있다. 그곳에서 쓰레기봉투는 제거된다. 액포는 세포벽으로 이동하여 세포벽의 이중지질막과 융합되고, 마침내 그 내용물들이 막을 통과해 배출된다. 이는 세포 수준에서 오래된 짐을 버리고, 세포 내부의 낡은 요소들을 모두 쓸어내 깨끗하게 청소하는 것과 같다.

어둡고 부정적인 것들이 모두 제거되어 세포의 내부가 깨끗하게 빛나는 모습을 상상해보라. 세포는 스스로 빛을 발산하는 것처럼 반짝인다. 한층 더 건강해진 세포가 발그레한 얼굴로 행복한 표정을 짓고 있는 모습을 떠올려보라.

때때로 대사 폐기물은 리포푸신lipofuscin이라는 작은 과립 형태로 세포에 남는다. 이 과립이 녹는 것을 상상해보자. 세포의 모든 어두운 부분이 점점 작아지다가 마침내 용해되어 없어진다고 상상해보라. 세포는 이제 완전히 깨끗해져서 마치 사우나를 하거나 증기 목욕을 한 것처럼 개운함을 느낄 수 있다.

세포를 가득 채우는 신선한 공기

커다란 세포를 상상해보자. 그 안은 우리가 자유롭게 움직이고도 남을 만큼 충분히 넓다. 무도회장, 심지어 대성당만큼 거대하며 창문도 많다. 이 세포가 우리 몸의 모든 세포를 대표한다고 상상해보라.

그런데 이 세포의 내부에서 조금 탁하고 퀴퀴한 냄새가 난다. 이제 우리는 모든 창문을 활짝 열어 내부를 환기하는 것을 상상한다(많은 창문이 마법처럼 동시에 열린다). 상쾌한 바람이 불어와 커다란 세포 내부 공간을 가득 채운다고 상상해보라. 햇빛이 세포 안으로 쏟아져 들어와 더 환해지고 공간의 가시성이 한층 좋아진다. 세포 내부의 공간이 천천히, 그러나 분명하게 보이기 시작한다. 세포

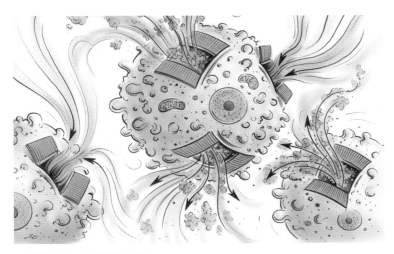

● 신선한 공기로 가득 채워지는 세포

의 내부를 생생히 그리는 것이 어렵다면, 자신이 좋아하는 일반적인 방을 떠올리고 그 공간이 환기되는 것을 상상해보라. 퀴퀴한 냄새가 신선한 공기로 바뀌고, 방 또는 세포가 순간적으로 더 밝고 깨끗해지는 것을 상상하라. 방에서 봄의 향기와 맛이 느껴지고, 공기 중에는 만물이 소생하는 듯한 생명력이 넘쳐난다. 활짝 열린 창으로 완벽한 온도의 기분 좋은 산들바람이 불어와 세포 공간은 점점 더 밝고 상쾌해진다. 신선하고 통풍이 잘 되는 느낌에 몸을 담근 채 한껏 즐겨도 좋다.

세포 안의 밝은 빛

이번에는 빛이 세포를 밝혀주는 것을 상상해보자. 봄날의 아침, 간밤에 내린 봄비로 깨끗해진 공기와 함께 방 안으로 밝은 햇살이

들어차는 모습을 상상해보라. 세포막은 더욱 투명해지고, 세포의 모든 모서리와 구석까지 빛이 반짝인다. 세포소기관들이 쏟아지는 빛에 목욕하고, 빛을 반사하며, 스스로 빛을 뿜어낸다. 몸 안의 모든 세포가 더 밝고 신선해지는 것을 상상해보라. 몸 전체를 살펴보며, 모든 곳에서 빛이 더 환해지는 모습을 그려보라. 몸통, 척추와 골반, 다리, 어깨와 팔, 머리, 얼굴까지 모두 밝아지고 있다.

　이제 밝게 빛나는 작은 태양을 상상해보라. 치유와 정화의 능력을 지닌 작은 태양이 모든 세포를 방문하며 빛을 비추고 있다. 랜턴이나 램프와 같은 비유적 요소를 활용해 세포 안의 빛을 상상해볼 수도 있다.

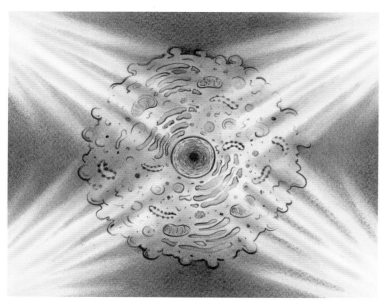

● 세포를 비추는 밝은 빛

건강수명 연장을 위한 부위별 심상 훈련

꽃처럼 예쁜 세포

한 다발 또는 한 송이의 꽃을 보며 그 색과 모양의 아름다움에 감탄한 적이 있는가? 대부분의 사람이 정원이나 숲 등의 자연 속을 거닐며 상쾌함과 활력을 느껴본 적이 있을 것이다. 중국과 일본의 정원 문화는 이러한 목적으로 탄생했는데, 정원을 관조하거나 거니는 것은 정신적, 육체적 균형을 맞추는 데 도움이 된다.[21]

꽃은 한결같이 긍정적 태도를 보인다. 그저 자신의 자리에 서서 아름다움을 발산한다. 꽃의 도움으로 우리도 긍정적인 에너지를 충전할 수 있다. 이를 위해 꽃이 가진 긍정적 에너지를 세포로 가져오는 것을 상상해보자. 몸의 모든 세포를 꽃으로 떠올리는 것은 다

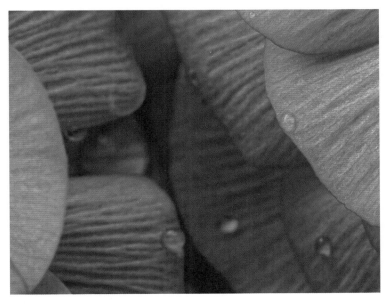

● 꽃처럼 아름다운 세포

소 무리일 수 있지만, 꽃의 아름다움과 미소를 세포에 가져다준다는 생각은 우리를 행복하게 해줄 것이다.

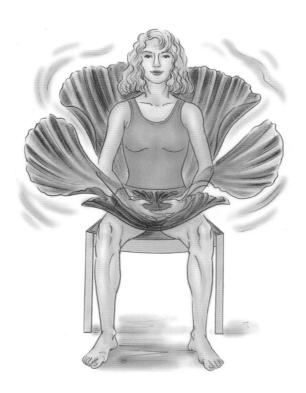

● 아름다운 꽃 명상

건강수명 연장을 위한 부위별 심상 훈련

성공적인 셀프토크를 위한 조건

때로는 단어를 반복적으로 말하는 것만으로도 신체에 큰 영향을 미칠 수 있다. 다만 우리가 말하는 단어가 실제로 무언가에 영향을 미칠 정도의 힘이 있으려면 우선 그 단어 자체에 힘이 있어야 하고, 단어의 메시지를 받아들일 신체적 준비가 되어 있어야 한다. 단어에 어떠한 힘도 없고, 우리에게 진실된 의지가 없다면 그저 무의미한 중얼거림에 지나지 않는다.

간단한 테스트로 그 차이를 확인할 수 있다. "고요함과 평화, 고요함과 평화, 고요함과 평화…"와 같이 일정 단어를 마음속으로 반복해 말해보는 것이다. 혹시 아무런 효과도 느껴지지 않는가? 또는 정말 변화가 느껴지는지 의심스러운가? 그렇다면 단어의 힘을 모두 모아 내 몸을 만드는 원동력으로 삼겠다고 생각해보자. 이로써 내가 말하는 단어들에 몸속 세포가 반응하게 될 것이다. 속으로 단어를 말하는 것 역시 효과가 입증된 셀프토크에 기반한 것이다.[22] 효과를 더 높이려면 자신에게 특히 울림을 주는 단어를 선택해 반복할 문구를 만든다.

성공적인 셀프토크를 위한 첫 번째 조건은 내가 내적으로 말하는 것을 진심으로 원하는 마음이다. 만약 셀프토크를 연습하려는 마음보다 유튜브를 시청하고 싶은 마음이 훨씬 크다면, '고요함'이나 '평화' 같은 단어는 별 도움이 되지 않을 것이다.

한편, 삶에서 더 많은 고요함과 평화가 있기를 진정으로 원한다면 이 단어들은 기대하는 효과를 가져다준다. 이를 통해 몸이 더 많은 평온함을 느낄수록 스트레스에 대응하는 능력 역시 더 향상될 것이다. 이로써 우리는 더 행복해지고 더 오래 살게 될 것이다.

마음속으로 반복해서 말해보자. "내 말은 효과적이다. 내가 속삭이는 말에 세포들이 반응한다. 평온함과 생동감을 세포들이 구현해 보여준다. 내 모든 세포 그리고 내 몸은 내가 원하는 계획과 목표를 이루기에 적합하다."

세포에 활력을 주는 음료

양손을 비벼 따뜻하게 만든 후 피로하거나 긴장된 신체 부위에 올려보자. 몸의 컨디션이 전체적으로 좋다면 복부에 손을 올려놓아도 좋다. 이제 손에서 긍정적인 에너지가 흘러나온다고 상상해보라. 이 에너지는 세포에게 딱 필요했던 것처럼 즉각적으로 흡수된다. 이 모습은 세포가 맛있는 음료를 마시는 것에 비유할 수 있다.

수업에서 한 학생이 에너지를 흡수하는 세포를 '우유를 핥는 새끼 고양이의 혀'로 시각화했다고 말한 적이 있다. 물론 이것은 매우 개인적인 은유이다. 세포가 긍정적인 에너지를 흡입하는 느낌을 주는 것이라면 무엇이든 자유롭게 떠올려보라. 실습이 끝난 후, 손을 올려두었던 부분이 더 강해지고 편안해지는 것을 느낄 수 있을 것이다.

피부의 젊음을 유지하고 향상시키고 싶다면 이 방법을 얼굴에 적용해도 좋다. 얼굴의 구석구석을 만지면서 그곳의 세포가 에너지를 흡수하는 것을 상상해보라. 훈련을 주기적으로 수행했을 때 나타나는 효과에 너무 놀라지 않길 바란다!

울림체, 결정체, 빛의 근원으로서의 세포

세포는 진동하고 맥동한다. 이러한 진동은 음악의 도움을 받을 수 있다. 실제 음악도 좋고, 상상 속 음악이라도 좋다. 다음 장의 위 그림은 커다란 공gong(금속으로 된 타악기로 한국의 징과 유사하다-옮긴이)의 울림으로 세포들이 영양을 공급받는 모습을 묘사한 것이다.

앞서 살펴보았듯 세포는 골격 구조를 가지고 있다. 세포골격은 마치 수정과 같은 결정 구조를 가지고 있는 것으로 보인다. 세포는 결정처럼 빛을 조절하고 분산할 수 있다. 세포는 생체광자의 형태로 매우 희미한 빛을 방출하며, 빛을 통해 소통한다.

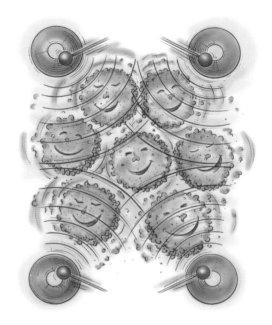

● 진동하는 공의 울림 속에 있는 세포

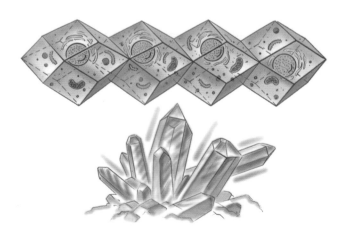

● 빛을 방출하며 결정구조를 닮은 세포

우리 몸의 자원,
줄기세포

무한히 분열하는 줄기세포는 우리 몸의 근본 자원이라고 할 수 있다. 골수에는 상당수의 줄기세포가 존재하며, 이들은 활발히 분열하여 새로운 세포를 생성한다. 이들 세포는 과립구, 림프구, 대식세포 등의 백혈구나 적혈구와 같이 면역 시스템 및 혈액의 여러 세포로 변환된다.

강한 의지력이 있는 일부 환자들을 통해 생명을 위협하는 질병도 완치될 수 있다는 사실이 여러 차례 밝혀졌다. 의지력은 생각과 이미지를 의도적으로 사용함으로써 더욱 깊어지고 정교해진다. 신체의 모든 변화는 세포 수준의 변화를 의미한다. 우리의 신체적, 정신적 활동은 체내 세포에 영향을 미칠 수 있고, 실제로 이미 영향을 미치고 있다.

"모든 것이 가능하다"라는 문장으로 시작해보자. 이 말이 효과적인 이유는 사실이기 때문이다. 정말로 모든 것이 가능하다! 지금 우리가 당연하게 누리는 많은 것이 30년 전에는 거의 불가능하게 여겨졌다. 내가 학교에 입학했을 때만 해도 기계식 타자기로 글을 썼다. 물론 지금 이 글은 기계식 타자기로 쓰고 있지 않다. 나는 아날로그에서 디지털 세계로의 전환을 온전히 경험한 세대이며, 그 변화가 얼마나 엄청난 것인지 알고 있다. 변화는 전속력을 다해 진행 중이다. 그렇다. 모든 것이 다 가능하다.

스스로에게 다음과 같이 말해보자.

"내 몸에서는 무엇이든 가능하다. 줄기세포는 새로운 세포를 즐겁게 만들고 있다. 몸의 모든 영역이 재생되고 모든 조직이 새롭게 태어나고 있다. 세포들은 적절한 때에 정확히 필요한 곳에서 내 몸을 재생하기 위해 활발히 움직이고 있다."

이번에는 이렇게 말해보자. 소리 내어 말해도 좋고, 마음속으로 말해도 좋다. 최대한 확신에 찬 목소리로 말해보라.

"내 유전자는 행복하고 강하다. DNA는 건강하고 자신감이 넘친다. 내 몸과 모든 조직은 매 순간 재생되며 더 건강해지고 있다."

원하는 만큼 반복해서 말해보라.

"내 모든 조직은 매 순간 더 건강해지고 있다."

노화 지연을 위한
세포호흡법

노화는 앞서 언급한 산화 스트레스 등 세포의 대사 작용과 관련이 있다. 세포의 대사는 미토콘드리아에서 일어난다. 세포호흡은 영양소로부터 얻은 에너지를 체내에서 사용 가능한 에너지인 ATP로 변환하는 과정이다. 이 과정에 산소가 필요하며 이것이 우리가 숨을 쉬는 이유다. 즉, 우리는 산소를 공급하여 체내 연료를 생산하기 위해 숨을 쉰다. 영양소와 산소는 ATP 생산을 위해 미토콘드리아에 도달해야 하는데, 이때 세포의 내부와 외부를 경계 짓는 세포막을 통과하게 된다. 갈비뼈나 복부의 움직임을 느끼며 호흡을 상상하는 것은 비교적 쉬운 반면 세포호흡을 시각화하는 것은 어려울 수 있다. 하지만 세포호흡이야말로 폐를 통한 호흡(환기)의 궁극적 목적이다.

잠시 시간을 내 호흡에 집중해보자. 집중하는 동안 '호흡'이 무엇을 의미하는지를 생각해봐야 한다.

먼저 호흡이 일어나는 것을 관찰하고 느끼는 것으로 시작해보자. 다른 것은 아무것도 하지 않아도 된다. 일반적으로 호흡을 느낄 수 있는 부위는 복부나 갈비뼈의 움직임이다. 하지만 척추나 어깨, 골반 등에서도 변화를 느낄 수 있다.

이번에는 폐에 의식을 집중해보자. 폐는 공기를 흡수하는 거대한 스펀지와 같다. 이 스펀지는 흉곽 안에 매달려 있으며, 숨을 들이쉴 때 횡격막과 갈비뼈의 움직임에 의해 바깥쪽으로 당겨진다. 폐는 스스로 팽창하지 않으며 수동적으로 움직인다. 폐에 도달한 산소는 폐와 모세혈관을 분리하는 얇은 막을 통과해 혈액으로 들어간다.

다음 단계로 넘어가 세포의 호흡을 상상해보자. 산소는 더 이상 공기 중에 있지 않고 혈액 속 적혈구에 의해 운반된다. 세포에 도착한 산소는 반투과성인 세포막을 통해 세포 내부로 확산된다. 산소가 미끄러지거나 스며들듯이 세포막을 쉽게 통과하는 모습을 상상해보라. 세포 내부의 산소 농도가 세포 외부보다 낮기 때문에 산소는 이러한 이동을 '원한다'. 이것이 바로 세포의 흡기, 들숨이다.

반면, 세포 내 에너지 생산의 결과로 만들어진 이산화탄소는 세포 내부의 농도가 외부보다 높다. 따라서 세포로부터 벗어나 혈액으로 배출된다. 이것은 세포의 호기, 날숨이다.

세포가 산소를 들이마시고 이산화탄소를 내쉬는 것을 상상해보라. 지금 이 순간에도 우리 몸의 수많은 세포가 산소를 들이마시고 이산화탄소를 내뱉고 있다. 이 이미지를 반복하며 세포호흡을 상상해보라. 1분 이상 반복한 후 몸의 느낌을 관찰해보라. 이 실습은 마음을 차분하게 하면서, 상쾌하고 풍요로운 느낌을 준다.

촉촉한 세포

　노화가 진행되면 조직들은 점점 더 탈수된다. 이는 과학으로 밝혀진 사실이지만 시각화하기가 쉽지 않다. 태어날 때 90퍼센트였던 체내 수분 함량은 나이가 들어감에 따라 최대 30퍼센트가량이 손실된다. 노화는 건조해지는 과정이라고 할 수 있다.

　체내 수분 감소의 결과 중 하나는 수분으로 채워진 세포 사이의 기질이 얇아지면서 조직이 느슨해지는 것이다. 이때 조직들은 서로 '엉겨붙기' 시작한다. 예를 들어 근막의 서로 다른 층들이 서로 엉겨붙기 시작하면 유연성이 떨어지고 조직은 늘어지게 된다. 세포 사이의 영역인 기질이 콜라겐, 엘라스틴, GAGs, 체액으로 채워져 있다는 것을 기억하라. GAGs는 수분을 끌어당겨 우리 몸에서 윤활 작용을 하고, 수분을 채워 충격 흡수의 기능도 하는 중요한 요소다. GAGs는 수분을 끌어당겨 체내 윤활 작용을 돕고 충격을 흡수한다. 또한 콜라겐과 엘라스틴이 수분감을 유지할 수 있게 도와주어 기질의 탄력을 높여준다. 기질은 세포 사이에서 완충 작용을 하고 세포 사이를 잘 미끄러지게 하며 세포들을 연결해준다.

　충분한 수분을 섭취하는 것도 중요하지만, 몸속의 충분한 수분을 시각화하면서 움직이는 것도 중요하다. 몸을 움직일 때 기질이 수분으로 차오르는 것을 시각화해보라. GAGs가 스펀지처럼 수분을 끌어당기는 모습을 상상해보라. 물 한 잔을 마실 때마다 내가 마신 물이 세포 사이의 탄력과 미끄러짐을 개선해준다고 생각해보

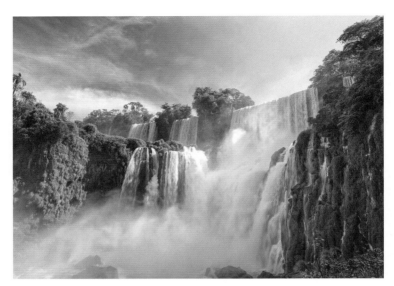

● 충분한 수분으로 채워진 폭포 같은 몸과 기질

라. 몸을 움직이면 세포들이 촉촉한 기질에 의해 충격으로부터 보
호받고, 이웃하는 세포들 사이를 유연하게 미끄러지는 모습을 상상
해보라.

　　　　건강수명 연장을 위한 부위별 심상 훈련

7장

젊음을 위한 훈련

*

　　인간은 누구나 늙는다는 확신은 모든 사람에게 강하게 고착된 생각이
다. 우리는 늙는 것을 모두가 두려워하는 것, 연약하고 병들게 만드는 나쁜 것
으로 여긴다. 우리는 물질적인 육신이 서서히 약화되다가 결국 죽음에 이르는
것을 강하게 확신하며 살아간다.

그러나 과학은 세포의 관점에서 볼 때, 노화는 일종의 프로그램이자 패턴이라
고 말한다. 실험실에는 30년 전에 죽은 사람의 세포가 여전히 살아 있다. 또한
인위적인 배양으로 영원히 살 수 있는 체세포가 있는데, 이 세포는 우리 몸의
세포와 동일하다.

이 장에서는 내 몸을 대하는 긍정적인 태도가 노화를 지연시키고 건강하게 하
는 데 어떤 영향을 미치는지 살펴볼 것이다.

건강하게 오래 사는
사람들의 비밀

　대부분의 사람은 더 나은 외모를 갖고 싶어 하고, 더 활기차고 건강한 느낌을 갖기를 원한다. 그러나 건강과 체력을 향상시키는 과정엔 일정 수준의 노력이 필요하기에 많은 사람이 이를 포기한다. 나이보다 젊어 보이기 위해 영양적·정신적·육체적 측면에서 노력하는 것보다 차라리 좀 덜 건강한 상태로 남는 편이 낫다고 여기는 것이다.

　이러한 저항이나 정체를 극복하려면 상당한 의지가 있어야 하고, 스스로를 인지하는 능력이 필요하며, 자신에 대한 긍정적인 비전에 따라 행동해야 한다. 행동 습관을 바꾸는 것은 정신적·육체적 습관을 바꾸는 것보다 쉽다. 이를 위해 우선 다른 집단보다 유달리 건강하고 단단한 정신력을 갖춘 사람들을 살펴보자.

　하버드대학교의 연구에 따르면, 일본 오키나와 사람들의 평균 수명은 81.2세로 세계에서 가장 높은 수준이다(현재 오키나와는 더이상

세계 최고의 장수 마을이 아니다 - 옮긴이). 이들은 매우 활동적으로, 평소 하이킹을 하고 자전거를 타며 태극권과 가라테를 수련한다. 또한 풍부한 상상력을 기반으로 독서나 그림 그리기, 악기 연주 등의 활동을 통해 신경계를 훈련한다. 그들은 서로에게 친절하며 동료나 가족들과 좋은 관계를 맺고 살아간다. 더불어 삶에 대해 긍정적인 태도를 가지고 있으며, 정신적 스트레스를 잘 다룰 줄 안다.

장수를 위해서는 무엇을 하지 말아야 할지도 중요한데, 그들은 술을 거의 또는 전혀 마시지 않으며, 흡연도 거의 하지 않는다.

오키나와 사람들은 채식 위주의 소식을 한다. 연구 결과, 칼로리가 낮은 식단을 섭취한 동물의 수명이 그렇지 않은 동물보다 더 길다는 것이 밝혀졌다. 과체중은 혈액순환이나 관절 등 신체의 여러 시스템에 스트레스를 준다. 지방조직에는 혈액이 잘 공급되기 때문에 체중이 증가하면 혈액을 공급해야 하는 모세혈관의 길이가 더 길어진다. 또한 체중이 증가할 때마다 무릎이 지탱해야 하는 하중이 훨씬 더 커진다.

그럼에도 지방을 포함하여 우리 몸의 어떤 조직도 부정적인 이미지와 연관 지어서는 안 된다. 최근에 참석한 피트니스 컨퍼런스에서 나는 모든 사람이 체내 '과잉 조직'에 대해 이야기하는 걸 발견했다. 이러한 상황을 보면서 '하지만 과잉의 조직이란 건 존재하지 않아'라고 생각했다.

학회에서 언급된 이 과잉 조직은 지방을 말한다. 하지만 사실 우리는 일정량의 지방 없이는 살 수 없다. 우리 몸에는 지방이 반드시 필요한 영역들이 있기 때문이다. 예를 들어 발뒤꿈치의 지방은 쿠

선과 같은 역할을 하고, 신장 주변의 지방은 신장을 지지하고 보호하는 기능을 한다. 또한 지방은 세포막의 중요한 구성 요소이기도 하다.

지방이 건강에 얼마나 도움이 되는지는 지방 자체의 문제라기 보다 양과 균형의 문제다. 지방조직이 많은 줄기세포를 가지고 있다는 사실이 우연히 밝혀졌는데, 이러한 사실이 지방세포의 이미지를 개선하는 데 도움이 되었으면 한다.

식단 또한 중요한 부분인데, 사실 식단은 매우 복잡하고 개별적인 문제다. 매년 체중을 더 빨리 감량하는 데 도움이 된다는 새로운 다이어트 방법들이 등장한다. 내 경험에 따르면, 어떤 방법이든 성공하기 위한 중요한 요소는 긍정적인 관점과 기대감을 갖는 것이다.

늙는 것의 의미

진화의 과정에서 보면 세포의 노화는 비교적 늦게 탄생한 발명품이다. 최초의 동물은 결코 죽은 적이 없다. 그렇지 않다면 진화라는 것이 애초에 존재할 수 없었을 것이다. 동물은 모두 세포로 구성되어 있다. 따라서 만약 노화하지 않는 세포가 있다면 우리의 세포도 그럴 수 있는 잠재력이 있는 셈이다.

실제로 늙지 않는 동물들도 있다. 예를 들어 누군가가 소금 대신 비누를 붓기 전까지 90년 동안 노화의 증상 없이 살았던 해파리가 있었다. 우리보다 훨씬 더 원시적인 생명체 중에는 영원히 살 수 있는 것도 있는데, 일례로 특정 원생동물은 스스로 무한히 분열할 수 있다(원생동물은 대부분 단세포 진핵생물로, 움직이거나 영양분을 소화시킬 수 있다).

우리 몸에도 무한히 분열하는 세포가 있는데, 바로 생식세포와 줄기세포다. 그러나 신체의 다른 세포들은 대부분 이 능력을 상실했다. 어떤 세포는 노화가 프로그래밍되어 있는 반면, 그렇지 않은 세포도 있다. 많은 세포가 약 50번 정도 분열하고 나면 죽는다. 20번 분열한 후 13년 동안 냉동되었다가 다시 활성화되어도 30번의 추가 분열만이 가능하다. 마치 일정량 또는 일정 기간을 초과하면 스위치가 꺼지도록 설계되어 있는 것처럼 보인다. 만약 이 스위치를 찾을 수 있다면 아마도 훨씬 더 오래 혹은 영원히 살 수 있을지도 모른다.

오래 혹은 영원히 사는 것이 인류 전체 또는 개인에게 정말 바람직한 것인지는 철학적 논쟁이므로 여기서는 다루지 않겠다. 다만 우리의 목표는 오랫동안 자연스러운 방식으로 건강하게 살아가는 것이다. 또한 인위적인 의학적 개입 없이 세포의 프로그램에 어떤 변화를 일으킬 수 있다면, 그것은 분명 의미 있는 성과일 것이다.

지방에 대한
단순한 오해

두려움은 강력한 심상과 연결되어 있기 때문에, 우리가 두려워하는 것을 떠올릴수록 그것을 우리 안으로 끌어들인다. 만약 체지방량이 늘어나는 것에 대해 두려워하고 있다면 체지방량에 더 많은 정신적 에너지를 쏟게 되고, 그 결과 체지방이 증가할 수 있다.

다이어트 광고에는 종종 "당신의 지방을 제거하세요! 다시는 살찌지 마세요!"라는 문구가 등장하는데, 안타깝게도 이런 문구는 심상 차원에서는 원하는 것과 반대되는 결과를 얻게 한다. 자신이 원하는 이상적인 체형 대신 과도한 지방만을 떠올리게 하기 때문이다.

차라리 '지방조직을 비롯해 나의 모든 조직은 소중해. 그들은 맡은 역할을 근면하게 수행하고 있어. 건강하려면 지방이 어느 정도 필요해'라고 생각하는 편이 효과적이다. 다시 한번 강조하지만, 결국 모든 것은 균형의 문제다.

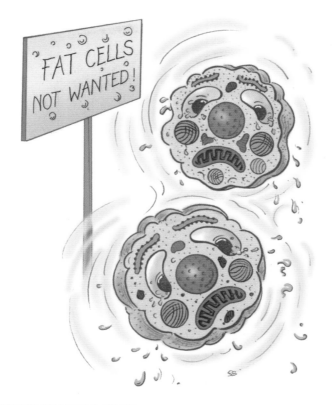

● 나쁜 평판을 받을 이유가 없는 지방세포

이상적인 체형 시각화하기

자신이 원하는 이상적인 체형을 시각화하고, 마음의 눈으로 그것을 선명하게 떠올려라. 더불어 건강하고 유연한 상태를 느껴보라. 또한 지방이 내 든든한 친구라고 생각해보자. 내가 원하는 만큼, 예를 들어 건강하고 보기 좋을 정도의 지방이 내 몸속에서 모든 기능을 충분히 하고 있다고 상상해보자.

건강수명 연장을 위한 부위별 심상 훈련

이번에는 반대로, 약간 볼록하게 튀어나온 뱃살에 집중하면서 이것이 사라졌으면 좋겠다고 생각해보자. 이때는 그저 볼록 나온 뱃살만이 느껴질 것이다. 이는 마치 마음에 들지 않는 룸메이트와 한방에 묶여버린 것과 같다. 그러므로 뱃살을 다른 관점으로 다시 바라보자. 내가 원하는 모습으로서 지방을 바라보는 것이다. 좌절하는 데 힘을 쏟는 대신, 미래에 대한 비전에 에너지를 투자하자.

신선한 채소와 과일을 포함한 균형 잡힌 식단을 유지하고 긍정적인 비전을 마음속에 품는다면, 배고픔이 그에 맞춰 조절되고 이상적인 체중으로 변화하는 것을 느낄 수 있을 것이다. 냉장고나 식품 저장고로 달려가는 이유 중 하나는 먹고 싶은 음식을 열심히 시각화하기 때문이다. 결국 우리는 자신이 보는 것을 얻게 된다. 자신이 원하는 모습을 생생히 그리지 못한다면 노력은 헛수고가 될 것이다. 원하는 것을 머릿속에 생생히 그려라. 그것이 곧 멘탈 트레이닝이며 이를 통해 우리는 자신이 시각화한 것을 행동으로 옮기도록 마음을 다잡을 수 있다.

세포를 보호하는
심상 떠올리기

비타민이 풍부한 음식을 충분히 섭취하는 것은 세포의 젊음을 유지하는 데 필수적이다. 활성산소라고 불리는 체내의 불안정한 분자들은 세포의 적으로, 항산화제들에게 포위되어 있다. 활성산소는 다른 분자로부터 전자를 '빼앗아' 유전물질인 DNA, 세포막을 비롯해 세포의 주요 부분들에게 손상을 입힌다(전자는 우리 몸을 구성하는 분자를 이루는 원자의 일부분이다).

분자 간의 전자 교환은 일반적이지만, 때때로 완전하지 않아 불안정한 상태로 남아 있는 분자들이 있다. 이러한 분자들은 화학에서 산화제(화학에서 전자를 빼앗기는 것을 산화라고 하며, 활성산소는 다른 분자의 전자를 빼앗아 산화시키는 산화제다-옮긴이)라고 불리는 '전자 도둑'이 된다.

항산화제는 다른 분자들로부터 전자를 빼앗는 이 도둑 분자에 전자를 제공하여 다른 분자의 산화를 억제한다. 비타민 C와 E가

항산화제인데, 베리류, 사과, 양파, 녹색 채소에 풍부하게 함유되어 있다.

개별 항산화제를 별도로 섭취하는 것보다는 식품의 조합, 균형이 더 중요하다. 체내 미토콘드리아는 에너지 합성의 부산물로 활성산소를 생산하는데, 노년기가 되면 미토콘드리아의 에너지 생산 효율성이 감소한다. 이에 따라 산소를 에너지로 전환하는 능력이 떨어지고, 더 많은 활성산소가 발생한다. 그런데 우리 몸의 면역 체계는 활성산소를 체내에 침입한 미생물을 죽이는 일종의 '화학무기'로 사용한다. 이런 측면에서 활성산소 역시 긍정적인 시선으로 바라볼 수 있다.

심리적 항산화제

우리 몸에 신체 조직을 최적으로 보호하는 데 필요한 만큼의 활성산소가 있다고 상상해보라. 적정량의 활성산소는 우리의 친구로서, 진정으로 도움이 되는 때에, 알맞은 장소에 놓여진다. 이에 비해 항산화제는 체내에 항상 풍부하게 존재한다. 따라서 건강한 세포들에게 활성산소가 함부로 접근할 수 없다. 다시 말해 건강한 세포들은 항산화제들에 의해 늘 보호받고 있다. 우리는 언제나 상상을 통해 항산화제인 비타민C와 E를 풍부하게 지닐 수 있다.

더 많은 에너지, 더 적은 활성산소

몸속의 미토콘드리아를 상상해보자. 세포마다 수많은 미토콘드리아가 있다. 미토콘드리아는 우리가 보내는 관심에 고마워하며, 이를 통해 산소와 영양소를 더 잘 처리할 수 있는 힘을 얻는다. 우리가 들이마시는 산소가 미토콘드리아에서 간단하지만 완전하게 에너지로 전환되는 것을 느껴보라.

세포막은 지방이 필요하다

신체가 탄수화물이나 단백질 같은 에너지원을 흡수하면 이들은 분해되어 몸이 필요로 하는 적절한 요소로 변환된다. 지방 또한 소화 과정에서 분해되지만, 일부는 분해되지 않고 살아남아 세포막을 구성한다. 이 지방은 세포 활동에 상당한 영향을 미치게 된다.

이러한 지방 중 대표적인 것이 오메가-3 지방산으로, 주로 특정 생선이나 생선의 기름, 일부 견과류, 씨앗류에 함유되어 있다. 오메가-3 지방산은 그것을 구성하는 탄소 원자의 수에 따라 긴 사슬 오메가-3 지방산과 짧은 사슬 오메가-3 지방산으로 나뉜다. 긴 사슬 지방산은 EPA eicosapentaenoic acid 및 DHA docosahexaenoic acid등의 약어를 통해 들어본 적이 있을 것이다. 생선에는 긴 사슬 지방산이 함유되어 있으며, 호두나 아마씨, 대마유와 같은 기름에는 짧은 사슬 지방산이 함유되어 있다.

긴 사슬 지방산은 체내 염증을 높이는 분자들을 제거하고, 여러 질병의 근간이 되는 염증 과정을 억제한다. 긴 사슬 지방산은 심장과 뇌, 눈에도 좋기 때문에 평소의 식습관이 체내 다양한 조직들의 구성에 영향을 미치며, 세포막의 질에도 직접적인 영향을 미칠 수 있다.

튼튼한 세포막 상상하기

튼튼한 세포막을 상상해보라. 풍부한 오메가-3 지방산이 세포막을 지지해주고 있다. 수많은 오메가-3 구성 단위가 세포에 다가가 세포막을 부드러우면서도 강하고 유연하게 만들어주는 것을 느껴보라. 세포막이 세포 내·외부 소통의 최전선에서 자신의 역할을 탁월하게 수행하는 모습을 상상해보라. 뇌가 풍부한 오메가-3를 기쁘게 받아들여 스스로를 보호하고, 손상된 뉴런을 다시 연결하며, 더 강한 연결성을 구축하게 돕는 모습을 그려보라. 뇌가 행복, 동기부여, 자신감과 관련된 영역에 더 많은 뉴런을 할당한다고 상상해보라.

적당한 운동은
세포를 춤추게 한다

운동은 건강에 매우 중요한 요소지만, 적당히 하는 것이 중요하다. 과도한 운동은 우리 몸에 부담을 준다. 예전에 나는 아메리칸 댄스 페스티벌American Dance Festival(미국에서 가장 오래되고 영향력 있는 현대 무용 축제 중 하나-옮긴이)에 참여하는 댄서들을 6주간 가르친 적이 있다. 당시 나는 춤이 건강에 좋은 활동이라고 생각하고 있었지만, 수업을 진행하는 동안 이 좋은 활동이 어떻게 해롭게 변질되는지 목격했다. 약 4주가 지났을 때 젊고 건강한 댄서들이 한계에 도달했다. 그보다 더 일찍 한계에 부닥친 댄서들도 있었다. 많은 댄서가 하루 6시간씩 훈련했고, 추가로 리허설까지 했다. 그들은 지나친 운동으로 인해 생기를 잃고 수척해졌다. 지나친 운동의 결과는 너무 적은 운동에 따른 결과와 비슷하게 면역 시스템 약화, 근력 및 유연성 감소, 자신감 및 체력 저하를 초래했다.

고대 그리스인들은 균형 잡힌 운동이 건강에 유익하다는 것을 알고 있었다. 그들은 올림피아에 세계 최초의 몸-마음 피트니스 센터를 만들었다. 육체적·정신적·영적 힘 사이의 상관관계를 인식하고 실천한 것이다. 지금도 이곳을 방문할 수 있는데, 방문하는 사람은 누구나 이 장소가 여전히 건설적인 에너지를 가지고 있다는 것을 알아차리게 된다. 물론 위치 선정이 탁월했다는 사실도 함께 말이다.

운동이 심혈관계에 유익하다는 것은 잘 알려져 있다. 운동 부족은 흡연만큼이나 체내 여러 기관에 해롭다. 운동은 기분을 좋게 하고, 마음 건강을 향상시키며, 특정 암의 발병 위험을 낮춘다. 또한 운동은 당뇨병 예방에도 도움이 된다. 체중 감량을 위해 어떤 방법을 선택하든 운동은 그 일부가 되어야 하며, 늘 체지방에 대한 긍정적인 시선을 유지하는 것도 중요하다. 충분한 운동은 근육을 건강하게 하며, 체내 인슐린과 혈당 관리 능력을 향상시킨다.

과도한 운동이 건강에 해롭다면 최소한의 운동량은 어느 정도일까? 명확히 정의하기는 어렵지만, 바른 자세로 하루에 30분 정도 정원을 가꾸는 것도 어느 정도 운동이 될 수 있다. 또는 꽃과 나무가 있는 자연에서 적당한 속도로 걷는 것도 운동 효과가 있으며, 덤으로 기분 전환도 된다. 반면에 단순히 꽃의 아름다움을 감상하는데 그친다면 운동으로는 볼 수 없다. 결국 어떤 환경에서든 내가 무엇을 하고 있는지에 따라 결과가 달라진다.

세포들은 신체가 하루 일과 중 조금의 운동 시간을 내어주는 것만으로도 무척 고마워한다. 운동은 거창할 것 없이 주변 환경에 맞추어 자연스럽게 수행하는 것이 좋다. 예를 들어 근무 시간 중 잠깐 짬을 내서 가벼운 스트레칭하기, 엘리베이터를 타는 대신 계단을 걸어 올라가기, 가까운 거리는 차를 타는 대신 걷기 등이 있다. 특별할 것 없는 작은 행동 변화를 통해 일상생활에서 더 많은 운동을 할 수 있다.

근력 운동 역시 젊음을 되찾아준다. 단 몇 개월의 웨이트트레이닝만으로도 20년간의 근력 손실을 보상할 수 있다는 연구 결과가 있다. 근력과 유연성 훈련은 뼈와 조직에서 새로운 세포를 생성하도록 자극한다. 세포들은 우리의 움직임과 마음이 자신들을 작동시켜주기를 항상 기다리고 있다.

잠깐의 운동 휴식으로 기분 전환하기

1. 등 뒤에서 미끄러지는 어깨뼈

어깨는 특히 긴장이 많이 되는 부위로 알려져 있다. 다음 실습들은 어깨의 긴장을 푸는 데 도움이 된다. 우선 우리가 느끼는 긴장감의 본질에 대해 생각해보자. 근육의 긴장은 근육을 수축하고 있지만 움직임으로는 이어지지 않는 신체적 노력 상태다. 그 대신 통증과 스트레스를 느끼게 한다.

간단한 실험을 통해 긴장감과 감정 사이의 연관성을 확인해보자. 온몸을 긴장시킨 다음 '기분이 좋아'라고 생각해보라. 분명히 생각과 몸의 상태가 일치하지 않을 것이다. 높은 긴장감과 불량한 자세의 상태에서는 편안하고 자신감 넘치는 생각을 하기 어렵다. 따라서 보다 더 좋은 생각, 긍정적인 생각을 하기 위해서는 우선 육체적인 준비가 필요하다.

어깨를 충분히 움직여보라. 어깨를 움직이면 등 뒤에 있는 어깨 뼈가 움직인다. 날개뼈로도 잘 알려진 어깨뼈는 약 16개의 근육이 붙어 있는 꽤나 유명한 뼈다. 어깨뼈가 등에 딱 붙어 움직이지 않으면 근육들이 길어지거나 늘어날 기회가 없어지고, 되레 긴장되고 약해지며 피로도가 높아진다. 주변의 근막도 뻣뻣해진다. 그 결과 자세가 구부정해지고 호흡이 제한되며 어깨가 뭉치게 된다.

어깨를 위로 으쓱 올렸다가 다시 내린다. 이 동작을 할 때 어깨뼈가 등을 따라 위아래로 미끄러진다고 상상해보라. 은유적으로 어깨뼈를 비누라고 생각해보자. 두 개의 비누가 거품을 최대한 많이 내면서, 위아래로 쉽고 편안하게 미끄러지는 모습을 떠올려보라. 연속적으로 부드럽게 움직임을 이어가보자. 움직임의 모든 순간을 느끼며 호흡에 힘을 빼보라. 어깨의 움직임과 호흡이 조화를 이루는 것을 느껴보라. 예를 들어, 들숨에 어깨가 올라가고 날숨에 어깨가 툭 떨어진다고 생각해볼 수 있다. 만약 비누의 이미지가 와닿지 않는다면, 어깨뼈가 파도 위를 미끄러지는 서핑보드라고 상상해보는 것도 좋다.

이번에는 어깨를 앞으로 밀어냈다가 뒤로 쭉 당겨보자. 이 움직임은 어깨의 전인 및 후인이라고 한다. 이 움직임은 빗장뼈라는 또 다른 뼈가 함께하는데, 빗장뼈는 어깨뼈와 흉골을 연결한다. 어깨를 앞뒤로 움직일 때 빗장뼈 역시 어깨뼈와 함께 움직인다. 빗장뼈는 이때 첫 번째 갈비뼈 위에서 앞뒤로 미끄러지듯 움직인다.

이때 계속해서 호흡하는 것을 잊지 말자. 무리하지 않는 선에서

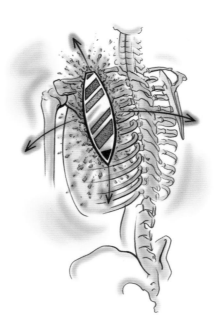

● 서핑하는 어깨뼈

움직임을 최대한 크게 만들어보자. 잠시 멈추고 휴식하며 변화를 관찰해보자. 은유적 심상과 움직임에 집중했다면, 좋은 변화를 알 아차릴 수 있을 것이다. 반면 불편함에 집중했다면 아마도 결과가 썩 훌륭하지는 않을 것이다. 어떤 종류의 운동이든, 내가 어떤 것에 집중하는지에 따라 그 효과가 크게 달라진다는 사실을 기억하라.

2. 제자리 행진

이 동작은 아주 간단하다. 한 자리에 서서 오른쪽 다리와 왼쪽 다리를 번갈아 들어올리기만 하면 된다. 핵심은 동작 내내 부드럽 고 깊게 숨을 쉬며 호흡에 집중하는 것이다.

마치 행진하는 것처럼 오른쪽 다리와 왼쪽 다리를 번갈아 들어올려보자. 무릎을 편안한 범위에서 최대한 높게 들어올린다. 처음에는 천천히 시작해 서서히 속도를 올리며 2분 정도 진행해보자. 단순해보이지만 집중한다면 시간이 상당히 길게 느껴질 것이다. 무의식적으로 하다 보면 시간이 금방 지나가지만, 정말 의식을 집중하면 시간이 느리게 흐르는 듯한 경험을 하게 된다.

앞에서 말한 것처럼, 이 실습의 핵심은 호흡을 계속해서 인지하는 것이다. 호흡 말고 다른 것에도 초점을 맞춰보고 싶다면, 윤활이 잘된 부드러운 고관절을 떠올려보자. 은유적 심상을 선호한다면, 두 개의 줄이 무릎에 달려 오른쪽과 왼쪽의 무릎을 번갈아 들어올리는 모습을 상상해보라. 가능하면 코로 호흡을 지속하라.

최소한 2분 정도 수행한 후, 잠시 서서 몸의 변화를 관찰해보자. 호흡이 더 깊어지고, 자세가 좀 더 좋아졌으며, 마음이 안정된 것을 느낄 수 있을 것이다.

심상을 위한
나만의 환경 만드는 법

　　앞서 언급한 고대 그리스의 치유센터에서는 아름다운 주변 환경이 치료의 중요한 요소로 간주되었다. 꽃, 식물, 폭포, 건물 등을 배치하여 환자들이 언제든 풍경과 소리를 즐길 수 있도록 했다. 안타깝게도 요즘 대부분의 병원은 이러한 철학을 받아들이지 않는 것 같다. 병원에 가본 적이 있다면 마주하는 풍경들이 그리 유쾌하지 않다는 것을 알 것이다.

　　하지만 우리는 언제나 건강하고 아름다운 정신적 에너지와 심상으로 스스로를 둘러싼 환경을 조성할 수 있다. 떠올릴 수 있는 가장 아름다운 전원의 풍경을 떠올려보라. 느긋하고 상쾌한 진동을 온몸으로 흡수해보자. 만약 한적한 시골보다 청량한 해변을 더 선호한다면 해변을, 상쾌한 산을 좋아한다면 산을 떠올리면 된다. 선호하는 풍경이나 장소를 시각화해보라. 소리와 냄새 등 다양한 감각을 더해 이미지를 강화하고 더 생생하게 만들어보라.

심상의 활용에 능숙하다면 이러한 상상 속 환경을 앞의 실습에 더해볼 수도 있다. 이미지를 여러 겹으로 구성하는 것이다. 즉, 아름다운 환경 속에서 다리를 번갈아 들어올리며, 호흡하는 것이다. 이에 더해 윤활유를 충분히 발라 부드럽게 움직이는 고관절에도 의식을 집중해볼 수 있다. 이렇게 여러 겹의 이미지를 구성하는 것은 우리의 신체와 두뇌를 위한 탁월한 훈련이다.

우리가 창조한 환경에 푹 빠져보기

우리는 항상 실재하는 환경에 존재한다. 우리를 둘러싼 환경이 만들어내는 진동의 바다에 몸을 담그고 있는 것이다. 하지만 더 주된 진동은 스스로의 생각과 마음속 이미지들로 만들어진다. 이 진동의 바다에는 얼음처럼 차갑고 짙은 해류도 있고 에메랄드빛의 카리브해도 있다. 이 말을 의심하기에 앞서 아래 실습을 해보자.

양팔을 머리 위로 들어올렸다가 내리며 이 움직임이 어떤 느낌인지 관찰해보자. 그다음에는 밝고 환하게 웃는 표정, 깔깔거리며 박장대소하는 표정, 행복한 표정의 이모티콘들이 나를 바라보는 모습을 떠올려보라. 그 이모티콘의 얼굴들이 내 주변을 둘러싸고 있다고 상상하면서 다시 팔을 들어올렸다가 내려보자. 이번에는 어떤 느낌이 들었는지, 얼마나 많은 힘이 필요하다고 느꼈는지 확인하고 좀 전과 비교해보자.

이번에는 불만족스럽고 짜증이 가득한 표정의 이모티콘들을 상상해보자. 그 불만스러운 표정의 얼굴들이 나를 둘러싸고 나를 노려보듯 응시하고 있다고 상상하면서 팔을 들고 내려보자. 아마도 근육에서 느껴지는 긴장감에 차이가 있을 것이다. 이렇듯 나만의 긍정적인 주변 환경을 갖는 것은 일상에서 실천할 수 있는 좋은 방법이다. 물론 긍정적인 환경은 꼭 웃고 있는 이모티콘들로 구성하지 않아도 된다. 자신에게 긍정적 기운을 주는 것이라면 무엇이든 좋다. 일례로 나를 둘러싼 아름다운 꽃들로 환경을 채워볼 수도 있다.

내가 구성한 이 환경을 위협하는 가장 어려운 순간은 부정적이고 화난 사람들과 함께 있을 때다. 하지만 이런 도전적인 순간은 진정한 기술 연마의 기회가 된다. 부정적인 진동이 나를 둘러싸고 있을 때도 늘 주변에 꽃이 피어나게 하고, 이모티콘이 웃는 모습을 유지해보자.

어떤 사람과 함께 있으면 쉽게 지치고 기운이 빠지는 반면, 다른 누군가와 함께할 때는 기분이 편안해지는 경험을 해본 적이 있는가? 이것은 어쩌면 그들 자신이 의식적으로 혹은 무의식적으로 만들어낸 환경 때문일 수도 있다.

나만의 환경 만들기

상상 속 환경을 만드는 것은 신성하고 개인적인 나만의 공간을 꾸미는 것과 비슷하다. 다음 아이디어 중 무엇이든 활용해 자기만의 공간을 마음껏 장식해보라. 내 곁을 스치며 떠다니는 아름답고 다채로운 꽃들, 평화로운 전원 풍경, 바람에 나부끼는 나무와 나뭇잎의 소리, 수정처럼 맑은 물이 졸졸 흐르는 소리, 개인적 취향에 꼭 맞는 예술작품, 방 안을 풍성하게 채우는 아름다운 소리나 음악

등. 어떤 것이라도 좋으니 자신에게 가장 울림이 있는 것을 사용해
보라. 무엇이든 좋다. 그것이 나비여도 좋고 설령 둥둥 떠다니는 오
이라도 문제없다.

자신의 몸과
사랑에 빠질 수 있을까?

근육 경련이나 뻣뻣함에 대한 해결책이 운동을 더 많이 하는 것에 있다는 말을 들어봤을 것이다. 하지만 편안하고 건강한 신체를 만드는 비결은 운동에만 있는 것이 아니라, 변화에 대한 기대감, 심상, 생각 등과의 상호작용에 있다.

신체의 긴장을 효과적으로 해소하는 운동은 사랑과 기쁨으로 영감을 받아 수행하는 운동이다. 사랑이야말로 긴장을 푸는 열쇠다. 사랑이라는 감정은 사랑하는 이를 통해서만 생기는 것이 아니라, 모든 세포 하나하나를 통해 생겨날 수 있다. 사랑이 있는 곳에는 뻣뻣한 감각이 들어설 자리가 없다. 애정이 없는 움직임은 불필요한 긴장감을 유발할 가능성이 크지만, 기쁨과 긍정적인 기대감을 가지고 애정을 담아 수행하는 모든 움직임은 세포의 건강을 향상시킨다.

몸과 세포, 근육 등에서 사랑을 느끼려면 상당한 집중력과 연습이 필요할 것이다. 이는 많은 사람이 자신의 몸에 만족하지 못한다는 안타까운 현실에서 비롯된다. 이는 마치 현재 자신이 맺고 있는 관계에 만족하지 못하는 것과 비슷하다. 명백한 문제는 내 몸과의 관계는 결코 외면하거나 끊어낼 수 없다는 것이다. 앞으로 나아가기 위해서는 오직 자신의 몸에 감사하고, 소중히 여기며 애정을 가지고 조금씩 좋아하기 시작하는 것 뿐이다. 이 접근 방식은 나의 몸을 통해 경험하는 삶을 긍정적으로 변화시킬 것이다.

지금 자신의 몸을 좋아하기 위한 셀프토크를 시작해보자. "나는 내 몸이 좋아. 생각해보니 내 몸은 평생 나를 자유롭게 움직이게 해주었어. 나의 모든 사소한 움직임을 가능하게 해주고 나를 이곳 저곳으로 데려다준 내 몸에게 정말 고마워. 앞으로도 잘 부탁해"라고 말해보자.

다음은 아메리칸 댄스 페스티벌에서 있었던 일화다. 제자 몇 명과 유명한 무용단의 오디션에 동행했는데, 대기실에서 페스티벌에 참가한 다른 댄서들을 만날 수 있었다. 그런데 그들의 모습은 내가 관객석에서 경탄하며 봤던 무대 위의 모습과 사뭇 달랐다. 몇몇은 생각보다 키가 작았고, 무대에서 봤던 것만큼 팔다리가 길거나 유연하지 않았다. 하지만 춤을 추기 시작하자 모든 것이 달라졌다. 아주 사소한 움직임만으로도 그들의 모습은 무척이나 아름다웠다. 나는 그들이 온몸으로 움직임에 대한 사랑을 표현하는 것을 느꼈다. 눈을 뗄 수 없었다. 댄서들의 근육과 힘줄은 수축과 이완의 반복만으로도 이미 최고의 시간을 즐기고 있었고, 관절은 천국에 있는 것만 같았다.

천국에 있는 것과 같은 관절을 경험해보고 싶지 않은 사람이 어디 있겠는가? 왜 대부분의 사람이 그런 경험을 할 수 없을까? 어쩌면 그것이 가능하다는 생각조차 하지 않았을 것이다.

기억하라. 우리는 원하는 것이 아니라 진정으로 믿는 것을 얻게 된다. 멋진 몸매를 가지고 싶어 하면서 자신의 몸이 흉하고 긴장되었다고 생각한다면, 내가 떠올리는 이미지와 내가 이루고자 하는 것이 일치하지 않는 것이다.

다른 일화가 있다. 한번은 유명한 안무가와 함께 공연을 관람하면서 무대 위 댄서 중 한 명의 퍼포먼스에 관해 토론을 하게 되었다. 나는 "저 댄서는 정말 훌륭한 몸을 가지고 있네요. 하지만 왜 저 댄서를 보는 것이 황홀하게 느껴지지 않을까요?"라고 물었다. 그는 "저 사람의 신체는 탁월하지만, 그것을 통해 아름다움을 충분히 표현하지는 못하고 있네요"라고 답했다. 즉, 긴 팔다리와 유연한 몸이 있다고 해도 마음이 함께 춤추지 않는다면 일정 수준을 넘어설 수 없는 것이다.

몸과 움직임에서 사랑을 경험하는 방법

이제 몸과 움직임에서 사랑을 경험하는 또 다른 방법을 시도해보자. 어떤 사람들은 사랑에 빠졌을 때 마치 속이 울렁거리는 듯한 경험을 한다. 혹은 심장의 두근거림으로 사랑을 느끼기도 한다. 그렇다면 신체 어디서든, 심지어 팔꿈치에서 사랑을 느끼지 못할 이유는 없다. 무릎과 발은 왜 사랑의 경험에서 제외되어야 하는가? 혹시 팔꿈치가 두근거리는 것을 상상해볼 수 있는가?

원하는 신체 부위 어디에서든 사랑의 감각을 느끼겠다고 결심해보자. 허리에 통증이 있더라도, 한 번쯤은 "나는 내 척추를 사랑해. 나는 내 척추를 사랑해. 나는 내 척추를 사랑해"라고 반복해 말해보면 어떨까? 혹시 사랑하는 사람과 말다툼을 해본 적이 있는가? 몸에서 느끼는 긴장은 신체 기능과의 말다툼인 셈이다.

우리가 몸의 모든 부분과 모든 세포에서 사랑, 기쁨, 행복감을 표현하겠다고 결심하는 것은 처음에는 억지스럽다고 여겨질 수도 있다. 하지만 이것은 사실 세상에서 가장 쉽고 자연스러운 일이어야 한다. 그렇다. 사랑은 가슴에서만이 아니라, 팔꿈치에서도 얼마든지 느낄 수 있다!

몸속 모든 조직에 사랑과 기쁨이라는 명확한 메시지를 보내보자. 우리의 몸은 우리의 태도를 느낀다. 몸속 조직이 부정적인 태도를 너무 많이 흡수하면 조만간 통증으로 나타나거나 관절염과 같은 만성질환으로 나타날 수 있다. 나는 통증, 사고, 신체적 불균형의 기계적인 요인에 대해 의문을 제기하는 것이 아니다. 이를 더 큰 맥락에서 바라보고자 하는 것이다. 우리에게는 생각과 이미지라는 도구가 있고, 이것은 언제든 마음껏 사용할 수 있다. 이것을 활용하지 않을 이유가 있을까? 마음을 사용하고 어떤 생각을 의식적으로 하는 것보다 진통제에 손을 뻗는 것이 더 쉬운 일인지 생각해볼 필요가 있다.

몸속 모든 조직에 사랑과 행복이 가득하기를

양손 중 한쪽을 선택해 손가락을 활짝 펼쳤다가 구부리는 것으로 시작해보자. 이 과정 내내 조직 안에서 행복한 느낌이 퍼지는 것을 상상해보라. 근육, 근막, 관절은 모두 움직이기 위해 존재하며, 움직이는 것을 무척 좋아한다. 혈관과 신경도 항상 움직임에 동참하는데, 움직임이 일어나는 동안 함께 구부러지고 늘어나기를 반복한다.

이제 같은 쪽의 손목과 팔꿈치로 움직임을 옮겨보자. 손목과 팔꿈치를 움직이면서 "나는 몸을 움직이는 걸 좋아해. 나는 손목과 팔꿈치를 움직이는 게 너무 좋아"라고 말해보자. 혹시나 내면에서 조그맣게 '말도 안돼'라는 저항의 목소리가 들리더라도 무시하라. 주의를 기울이지 않으면 그 목소리는 이내 사라질 것이다. 그저 계속 움직여라.

이제 같은 쪽 어깨의 움직임을 더해주며 "어깨를 움직이는 것이 정말 좋아"라고 말해보라. 다음으로 손가락, 손목, 팔꿈치, 어깨를 동시에 움직여보라. 몇 분 정도 지속해보라.

충분히 수행한 후, 움직인 쪽과 움직이지 않은 쪽의 감각을 비교해보자. 어느 쪽이 더 편안하게 이완되고 친밀하게 느껴지는가? 이제 반대쪽으로 옮겨 같은 실습을 반복해보자.

반대쪽까지 다 끝낸 다음에는 온몸을 이 흐름 속으로 끌어들여 스스로에게 말해보자. "나는 움직임을 좋아해. 내 몸의 모든 세포들도 움직임을 사랑해." 심지어 호흡도 스스로의 움직임에 푹 빠져 있다. 목도 움직임을 즐거워하고, 등과 척추는 움직일 때마다 신이 나서 기뻐한다. 골반은 움직이는 모든 순간을 사랑하며, 다리와 발은 움직임을 축복처럼 여긴다. 온몸을 움직이면 모든 세포가 한 마음으로 "우리는 움직이는 게 너무 좋아!"라고 외치는 소리가 메아리처럼 울려 퍼진다.

유연한 몸, 유연한 사고

움직이는 접촉면으로서의 관절은 몸 전체에 걸쳐 찾아볼 수 있다. 뼈와 뼈 사이, 근육과 주변 근막 사이, 근막과 근막 사이, 장기와 장기 사이, 장기와 근육 사이, 근육과 뼈 사이, 장기와 근육 또는 장기와 뼈 사이, 세포 사이, 세포와 매트릭스 사이 등 신체 곳곳에서 움직이는 관절의 접합부가 존재한다. 이러한 미끄러지는 표면은 우리 몸에 헤아릴 수 없을 정도로 많이 존재한다. 단순히 팔 하나를 움직일 때도 무수히 많은 미끄러짐이 몸 안에서 일어난다.

몸 전체를 움직인다면 무한한 미끄러짐과 활주가 몸 안에서 일어나는 것이다. 이러한 관점에서 유연성의 개념을 상상 너머로 확장해보라. 액체가 세포 사이에서 춤을 추고 있다고 상상해보라. 세포 내부도 액체, 세포 주변도 액체, 세포 전체가 액체다. 우리의 움직임이 액체와 같다면 우리의 생각도 액체와 같을 것이다.

호흡은 흐른다

숨을 깊게 들이쉬고 내쉬며 고요한 관찰자처럼 호흡을 바라보라. 편안하게 호흡하며 관찰하라. 호흡이 몸을 통과하며 여행하는 파도라고 상상해보라. 이 상상을 위한 다양한 방법 중 한 가지를 함께 해보자. 호흡이 배 속에서 시작되어 가슴까지 올라가는 것을 상상해보라. 숨을 내쉴 때, 이 파도는 가슴에서부터 아랫배까지 내려가며 이어진다. 이러한 호흡의 파도가 방해 없이 위로 올라갔다가 다시 내려오는 것을 관찰해보라. 때로는 더 커지기도 하고 때로는 작아지기도 한다. 좋고 나쁨은 없다. 그저 호흡이 있고 그것을 관찰하는 내가 있을 뿐이다.

세포 유연성을 위한 아로마 오일 마사지

좋은 향기가 나는 오일을 몸에 부드럽게 문지르는 모습을 떠올려보자. 아로마 마사지를 받아보았다면 어떤 느낌일지 알 것이다. 이제 이 느낌을 세포의 유연성을 위한 실습으로 가져와보자. 몸의 한 부분에 향긋한 오일을 바르고, 부드럽게 문지르며 따뜻한 오일층이 세포 하나하나를 감싸는 것을 상상해보라. 세포막도 결국 인지질 이중막으로 이루어져 있다는 점을 기억하라. 오일로 원하는 부위를 마사지하며, 몸속 깊은 곳과 세포 안에서 향긋하고 부드러운 유연성을 느껴보라. 어깨와 팔 혹은 유연성이 필요하다고 느껴지는 모든 부위에 적용해보자.

평온한 세포

장수하는 사람들이 반드시 평탄한 삶을 산다고 할 수는 없지만, 그들 대부분은 인생의 굴곡에 침착하게 대응할 수 있었다고 말한다. 스트레스 없이 삶을 즐기는 태도는 장수에 도움이 된다. 다만 평온함은 무관심과는 다르며, 충분히 평온하다는 것은 인생의 불쾌한 사건들에 하나하나 반응하며 동요하지 않는 것을 의미한다. "그럴 수도 있지" 하고 말해보자. 일어나는 사건으로부터 충분히 떨어져서 바라본다면 해결책을 찾기가 좀 더 쉬워질 것이다.

이제 세포의 평온함을 상상해보라. 세포는 평화롭고 고요하며, 편안하고 한적한 느낌에 둘러싸여 있다. 나의 세포는 아주 편안하고 여유롭게 문제를 다룰 수 있다.

생각 가라앉히기

우리의 생각은 마치 바다의 파도와 같으며, 의식은 무한히 깊다. 고요한 마음은 파도치지 않는 바다라고 할 수 있다. 몸속을 채우고 있는 체액은 우리 안의 바다다. 이 체액의 대부분은 세포 안에 존재한다.

먼저 파도가 일렁이는 바다를 마음속에 그려보라. 그리고 그것이 잔잔하고 고요해지는 것을 지켜보라. 물결치던 세포 안의 바다가 점차 고요해지고 잔잔해지는 모습을 상상해보라. 모든 것이 고요히 휴식을 취하고, 사방을 둘러보면 그저 평화롭고 광막하고 무한하다.

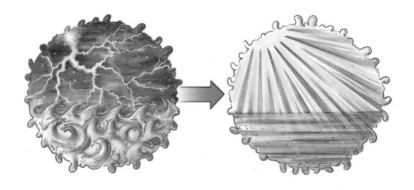

● 폭풍우가 가라앉은 세포 속

긍정적인 것을 선택할 수 있는가?

우리는 매일 수많은 인상impression을 받으며 살아간다. 이렇게 입력된 정보는 몸속 세포들과 뇌의 뉴런에 의해 기록되며, 뇌가 기록한 것은 나의 유산이 된다. 그런데 우리는 정보를 선택적으로 입력할 가능성이 있다. 이 선택은 우리가 무엇에 집중하는지에 따라 달라진다. 우리가 매일 수집하는 다양한 인상 중 긍정적인 것은 얼마나 되는가? 긍정적인 것들을 더 기억하고자 적극적으로 노력을 기울이는가? 혹시 부정적인 것에 집중하고 있지는 않은가?

지금 바로, 나의 일상을 긍정적인 것들로 채워나가는 연습을 해보자. 주변을 둘러보며 내 앞에 어떤 긍정적인 요소가 있는지 관찰해보라. 사소한 것이어도 좋다. 예를 들면 색이나 모양이 예쁜 작은 물건일 수도 있고, 한 송이의 들꽃일 수도 있다.

이는 문제와 걱정거리를 덮어두고 얼버무리라는 식의 이야기가 아니다. 다만, 그것들이 지속적으로 증폭되도록 내버려두어 좋은 것들을 해치는 것을 허용하지 말자는 것이다. 생각해보자. 세포가 어떤 일상의 느낌을 기록하기를 원하는가?

젊은 태도가
젊은 세포를 만든다

급격한 노화는 스스로 '늙었다'라고 인식하고 그에 따라 행동하기 시작할 때 발생한다. 심지어 젊은 사람들도 갑자기 자신이 늙었다고 느끼기도 한다. 물론 25세가 12세보다 상대적으로 나이가 든 것은 맞지만 노화는 그것과는 다른 이야기다.

"나는 늙었다"라는 말이 자신에게 어떻게 느껴지는지 관찰해보라. 어떤 사람들은 "나는 정말 늙었어. 그건 사실이야. 나는 늙었다니까"라며 고집을 부릴 수도 있다. 그러나 이런 말은 정말로 강력한 힘을 가진 심적 시연이며, 말하는 이에게 부정적 영향을 줄 뿐이다.

역설적이게도 90세가 넘은 사람들은 오히려 다른 모습을 보여주는 경향이 있다. 그들은 스스로 그리 늙었다고 느끼지 않으며 늙은 이처럼 행동하고 싶어 하지 않는다. 혹시 나이든 사람이 젊은 사람처럼 행동하는 것이 부적절하고 어울리지 않는다고 생각하는가?

건강수명 연장을 위한 부위별 심상 훈련

여전히 회복력이 좋고 다방면에서 활발하게 활동하는 노인들이 종종 나이에 걸맞지 않다는 이유로 사람들의 눈초리를 받거나 동정의 대상이 되는 것을 본 적이 있다. 다른 사람들로부터 인정받기 위해 나이에 딱 맞는 행동을 해야만 하는 걸까? 이것이 노화의 속도에 영향을 미치는 요소가 아닐지 생각해볼 필요가 있다.

실제 사회적 나이와 무관하게 세포는 어떤 연령에서도 젊을 수 있다. 단순히 이렇게 생각해보자. "내 세포들은 젊다. 그들은 무척 활기차며 앞날이 창창하다. 세포들은 영원히 살 가능성이 있다."

나의 제자 중 한때 바이러스성 심장 질환을 앓던 학생이 있었다. 당시 상태가 무척 심각해서 의사들조차 회복에 대한 희망을 줄 수 없는 상황이었다. 하지만 한동안 세포에 대한 여러 가지 심상 훈련을 하고 나서 그 학생은 자신의 몸과 신체 조직이 무척 편안해진 것을 느꼈고, 불치병이었음에도 불구하고 회복할 수 있었다. 그 학생은 이런 상황이 세포 안에서부터 느낀 커다란 안녕과 행복감 덕분이라고 말한다.

지구 전체와 연결된 세포

지구 곳곳에서 매 순간 헤아릴 수 없는 창조 활동이 펼쳐지고 있다. 바로 이 순간에도 눈에 잘 보이지 않는 투명한 해파리에서부터 코끼리, 기린에 이르기까지 수많은 생명이 태어나고 있다. 지금 이 찰나에 수조 송이의 꽃이 피어나고 있으며 수많은 아이디어와 생각이 (바라건대) 창의적인 아이디어와 영감의 형태로 사람들의 머릿속에서 소용돌이치고 있다. 우리가 한 번 호흡하는 동안, 세계의 나무들은 모두 합쳐 10만 킬로미터만큼 키가 커져 하늘에 가까워진다. 우리가 이러한 창조의 향연의 일부라는 것을 자각하고 경험한다면 이를 통해 세포 건강을 증진시키는 잠재력을 갖게 된다.

우리는 매 순간 나무와 식물, 바다의 무수한 플랑크톤이 내뿜는 호흡을 들이마시고 있다. 이러한 생각을 통해 우리가 지구 전체와 연결되어 있다는 것을 느낄 수 있는가? 단지 가까운 가족이나 친구와의 연결이 아닌, 전 세계와의 연결감을 느낄 수 있는가?

만약 내가 이 행성 전체와 연결되어 있고, 지구 전체가 나의 세포에 에너지를 공급해주고 있음을 느낀다면 현재 겪고 있는 개인적인 문제들에 대한 인식이 눈 녹듯 바뀌기 시작할 것이다.

지구상에서 이루어지는 엄청난 양의 산소와 이산화탄소의 교환을 상상해보라. 바다의 플랑크톤과 식물들은 이산화탄소를 이용해 자신의 물리적 실체를 만들어낸다. 반면 우리와 같은 동물들은 산소와 영양분의 도움으로 호흡을 통해 몸을 만들어낸다. 참고로 식물은 광합성이 일어나지 않는 밤에는 이산화탄소가 아닌 산소를 이용하기도 한다.

우리가 숨을 내쉴 때는 식물과 플랑크톤에게 이산화탄소를 공급해주고, 숨을 들이쉴 때는 식물과 플랑크톤이 우리에게 산소를 공급해준다.

생각, 세포의 연료

내가 하는 생각이 모든 세포 활동을 작동시키는 엔진이라고 상상해보라. 이번 실습은 뇌를 떠올리면서 해보려고 한다.

우리 뇌는 매초 수천, 수만 가지의 복잡한 기능을 수행한다. 수백만의 세포들이 협력하여 놀라운 속도로 신호를 교환하고 전달한다. 나의 생각이 세포들의 활동을 추진하는 에너지를 제공한다고 상상해보자. 뇌세포들은 수백만 개의 작은 풍차이고, 나의 생각은 이 풍차에 힘을 실어 밀어주는 바람이라고 생각해보라. 내 생각이 긍정적이고 의욕이 넘치며 조화롭다면 나의 풍차들(세포)도 원활하고 효율적으로 기능하며, 긍정적 에너지로 가득 채워질 것이다.

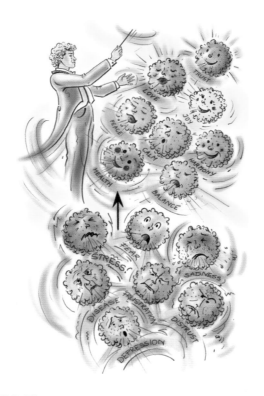

● 긍정적인 생각의 바람

며칠간 다음의 실습을 실천해보기를 권한다. 매일 아침 3분만 시간을 내서 나의 생각이 뇌세포에 미치는 긍정적 영향에 집중해보라. 뇌세포들에게 의식적으로 행복한 생각, 기분이 좋아지는 이미지, 편안함, 활력을 불어넣는 생각들을 전송하라. 긍정적인 관점이 전신에 퍼져 나가는 것을 느껴보라.

햇살을 통해 세포를 풍요롭게 하기

머리 위에서 밝게 빛나는 태양을 상상해보라. 태양으로부터 뻗어나온 빛줄기들이 몸속으로 들어와 신체에 영양을 공급한다고 생각해보라. 태양은 체내 단백질의 생산에 긍정적인 영향을 준다. 밝고 따뜻한 햇살은 세포들이 단백질을 합성하는 것을 돕고, 이를 통해 신체를 최적으로 구성하고 체내 모든 조직에 영양을 공급한다. 조직들은 필요한 모든 것을 필요한 만큼 공급받는다.

세포 안의 DNA에 햇살이 와 닿고, 태양의 밝고 반짝이는 빛에 의해 세포가 깨끗하게 정화된다고 상상해보라. 촛불을 켜면 램프가 밝아지는 것처럼 세포가 더 환하게 밝아지는 모습을 그려보라. 이 빛은 어둡고 부정적인 것들이 세포 안에 침투하는 것을 막아준다.

생각으로 세포 마사지하기

나의 생각이 세포를 은은하게 마사지하고 있다고 상상해보라. 긍정적이고 희망적인 생각은 전문 마사지사가 해주는 편안하고 훌륭한 마사지와 같고, 부정적이거나 비관적인 생각은 불쾌하고 고통스러운 마사지와 같다. 우리는 깨어 있는 시간의 대부분을 생각하면

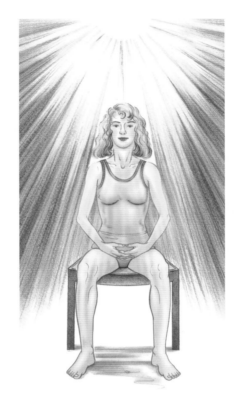

● 몸의 모든 세포를 환하게 밝히는 태양

서 지내므로 부정적인 생각이 많다는 것은 몸속 세포에게 불행한 하루를 의미할 것이다. 모든 생각은 마치 작은 진동과 충동 꾸러미와 같으며, 이는 신체에 도움이 되기도 하고 해가 되기도 한다. 만약 우리가 누군가를 향해 동요하는 감정을 느낀다면, 이러한 변화는 먼저 나에게 영향을 미친다. 화를 내거나 짜증난 상태는 내 신체 조직에 손상을 입힌다.

세포 건강 구역

세포들의 건강을 위한 '세포 건강 구역'이 있다고 상상해보라. 이 곳에는 어떠한 부정적인 감정도 자리 잡을 수 없다. 세포를 약화시키는 파괴적인 진동은 이 구역에서 허용되지 않는다. 또한 원한다면 언제든 각 세포 주위에 가상의 빛 울타리를 만들어 세포를 깨끗하게 유지하고 모든 부정적인 영향으로부터 보호할 수 있다. 세포가 서로 원활하게 소통하며 나의 건강과 행복을 위해 조화롭게 협력하는 모습을 상상해보라.

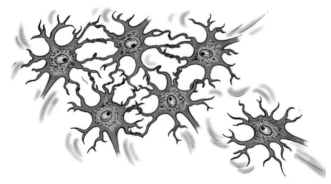

● 소통하고 협력하는 세포들

생각 바구니

하루 일과가 끝날 때, 그날 했던 생각들을 모아서 두 개의 바구니에 채워 넣는다고 상상해보라. 한 바구니에는 부정적이거나 비판적인 생각들, 짜증 나거나 불쾌한 것들을 모두 넣는다. 다른 바구니에는 행복하고 건강하며 감사하고 온화한 긍정적인 생각들을 채운다. 어느 바구니가 더 많이 채워질까?

이 실습을 일주일 동안 해보기 바란다. 매일 저녁, 두 바구니를 관찰하고 비교해보라. 이것은 우리의 정신적 습관에 대해 무언가를 알려줄 것이다. 하루 중 어떤 생각을 했는지 저녁에 기억해내기 어렵다면, 일과 중에 간헐적으로 이 연습을 해볼 수도 있다. 매시간 5분 정도 자신의 생각에 주의를 기울여보고, 그것이 긍정적이고 유용한 것인지 아니면 부정적이고 해로운 것인지 구분해보라. 항상 명확하게 구분되지는 않겠지만, 대부분의 경우 분간할 수 있을 것이다.

내 몸을 긍정적으로 표현해보기

마음의 눈으로 몸을 스캔해보자. 머리에서부터 목, 어깨, 팔, 등, 배, 골반, 다리, 무릎, 발까지 살펴본 후, 각 부위에 대해 긍정적으로 표현하고 싶은 것들이 있는지 생각해보라. 할 말이 떠오르는가? 혹시 부정적인 표현뿐인가? 잠시 스스로 무릎의 입장이 되어 생각해보자. 나에 대한 이야기라고는 온통 나 때문에 아프다거나 내가 문제라는 이야기뿐이다. 마찬가지로 내가 척추 디스크라면 들을 수 있는 말들이라곤 모두 최악의 것들뿐이다. 기분이 어떤가? 스스로 치유하고자 하는 의지가 생기는가? 어쩌면 이미 신체 부위들이 '이렇게 환영받지 못하는데 뭐하러 애쓰는지 모르겠다'라고 생각하고 있을지도 모른다.

내가 어떻게 느끼는지 있는 그대로 인정하고 받아들이는 것은 물론 중요하다. 만약 아픈 부분이 있는데도 그저 "아프지 않다"라고 말하는 건 문제를 해결하는 데 아무런 도움이 되지 않는다. 이는 긍정적인 사고를 하는 것에 대한 아주 큰 오해다. 하지만 일단 현재의 아픈 상태를 알아차리고 인정한 후에는 한 발짝 나아가 비전과 목표를 가지고 미래에 대한 긍정적인 기대감을 갖는 것이 중요하다. 이 아이디어를 바탕으로 다음의 간단한 실습을 해보자.

감사를 위한 시간 갖기

자신의 손을 살펴보고 스스로에게 물어보자. 내 손에 대해서 뭐라고 말할 수 있을까? 나는 내 손이 멋지고, 우아하고, 균형이 잘 잡혀 있다고 생각하는가? 흠잡을 곳 없이 잘 작동하고 있는가? 내 팔과 잘 어울리며, 내 몸의 다른 부분들과도 조화를 이루는가?

손이 나를 위해 해주었던 모든 일들을 떠올려보라. 물건을 잡고, 도구를 사용하고, 타이핑을 하거나 펜으로 글을 쓰고, 던지거나 받기도 하고, 요리하고, 청소하고, 사랑하는 사람을 쓰다듬는 일 등을 해왔을 것이다. 손은 한없이 다재다능하다. 지금껏 의식적으로 손에게 감사하는 시간을 가져본 적이 있는가? 나를 위해 온갖 일을 다 해주는 친구가 있는데, 내가 단 한 번도 고마워한 적이 없다고 생각해보라. 아마 그 사람은 더 이상 친구가 아닐 것이다.

이제 이 과정을 온몸에 적용하며 반복해보자. 팔꿈치를 관찰하고 스스로에게 물어보라. "내 팔꿈치에게 어떤 말을 해줘야 할까?" 어깨를 관찰한 후 자신에게 물어보라. "내 어깨에게 어떻게 감사할 수 있을까?" 머리와 목에 주의를 기울인 후 물어보라. "나의 머리, 눈, 코, 입에게 어떻게 고마움을 표현할 수 있을까?" 등을 관찰한 후 스스로에게 물어보라. "나는 내 등의 어떤 점을 좋아할까?" 복부를 관찰한 후 자신에게 물어보라. "내 배에게 무슨 말을 해주면 좋을까? 여태껏 통통하다는 얘기만 했던 것 같은데, 그것 말고 어떤 좋은 이야기를 해줄 수 있을까?" 골반에 의식을 집중해보고 또 물어보라. "나는 골반과 어떻게 소통할 수 있을까? 상체와 하체를 이어주며 나를 위해 갖가지 좋은 일을 해주는 골반에게 어떤 말을 전해야 할까?" 이제 다리와 무릎, 발에 집중하며 그들에게 무슨 말을 해야 할지 스스로 물어보라. 더 나아가 내부 장기들은 어떠한가? 간, 폐, 심장, 신장은?

마지막으로, 세포를 생각해보자. 나의 장기와 세포에 대해 긍정적인 부분을 구체적으로 자세히 이야기할 수 있는가? "고마워!"라고 말할 수도 있지만, 많은 시간과 노력을 들여 큰 호의를 베풀었는데 그저 고맙다는 말만 하기에는 다소 부족한 것 같다. 우리 심장은 하루에 십만 번 이상 뛰고, 일생에 걸쳐 30억 번 이상 박동할 것이다. 이토록 놀라운 성취에 대해 구체적으로 감사를 표현해보자.

흥미롭게도 많은 사람이 자신의 신체에 대해 긍정적인 감정을 표현하는 것을 어려워한다. 예를 들어 자신의 발에 관한 생각을 공유해줄 수 있느냐고 물어보면, 종종 "냄새가 난다"거나 "손이 닿기엔 너무 멀다"와 같은 볼멘소리가 돌아온다.

이 여정을 통해 이제 나의 몸에게 좀 더 많이, 더 구체적으로 감사를 표하겠다고 결심할 때가 되었다. 우리가 살면서 해왔던 것보다 아주 조금만 혹은 그 이상으로 이를 실천한다면 정말 기적을 일으킬 수 있다. 세포들은 나에게 고마워할 것이다.

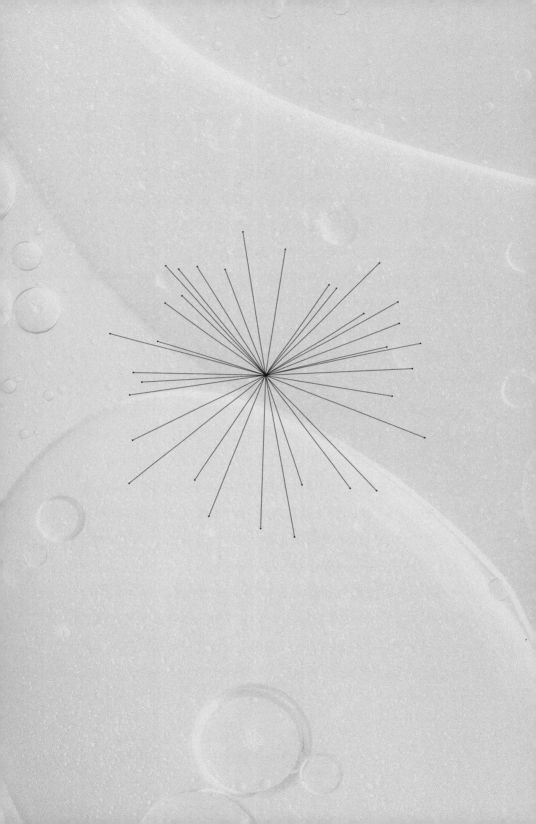

부록

몸과 움직임 인지를 위한
공과 밴드 운동

*

　　공과 고무밴드를 사용한 다음의 운동은 몸과 움직임을 인지하여 긴장된 몸을 이완하고 근육을 단련하며 자세를 개선하는 것을 목표로 한다. 또한 스트레스를 줄이고 기분을 개선하는 데 도움이 된다. 운동은 서서 하거나 누워서 수행할 수 있으며, 이때의 공은 손에 잡히는 크기의 토닝볼이라면 무엇이든 상관없다.

이완을 위해 어깨 두드리기

공 두 개로 한쪽 어깨를 약 1분간 두드린다. 폐의 꼭대기 지점에서 어깨를 통한 호흡에 집중해보라. 공이 근육과 근막의 긴장을 풀어주는 것을 느껴보라. 반대쪽 어깨를 두드리기 전에 양쪽 어깨의 느낌을 비교해보라. 공으로 두드린 쪽 어깨가 더 편안한 느낌이 들 것이다. 어깨의 긴장이 풀리면 얼굴이 좀 더 부드럽고 어려 보이는 효과가 있다.

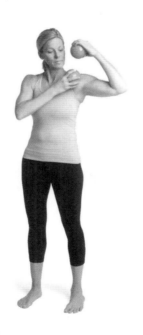

● 부드러운 공으로 어깨 두드리기

겨드랑이에 공을 끼운 후 어깨 두드리기

이 동작은 앞서 진행한 운동의 응용 동작으로, 어깨, 가슴, 팔, 목의 긴장을 풀어주는 데 도움이 된다. 한쪽 겨드랑이에 공을 끼워넣고, 다른 공으로 어깨를 두드린다. 두드리면서 호흡, 근육과 근막의 이완, 공이 몸에 일으키는 진동을 알아차려보라. 척추를 옆으로 굽히면서 수행해도 좋다.

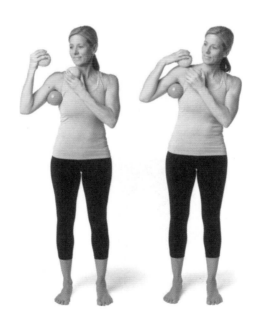

● 공으로 어깨 두드리기

복부 탄력: 골반 회전하기

이 동작은 복부 근육을 단련하고 골반의 자세를 개선하는 데 도움이 된다. 먼저 밴드를 골반 주변에 두른다. 이때 밴드가 넓고 평평한 상태를 유지해야 한다. 골반을 전방으로 회전시키고 후방으로 회전시킨다. 골반이 앞으로 기울어질 때 호흡을 들이쉬고, 골반이 뒤로 기울어질 때 호흡을 내쉰다. 약 8~12회 반복한 후 자세와 호흡의 변화를 관찰해보라.

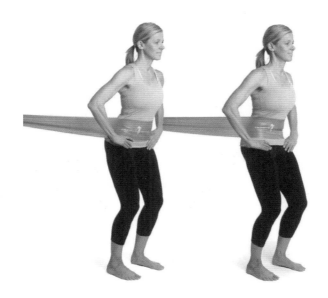

● 밴드를 사용한 골반의 전방 및 후방 회전 운동

복부 탄력 및 코어 강화: 몸통 회전하기

    이 동작은 몸통에 불안정성을 일으켜 복부 탄력을 강화하고 코어 근력을 향상시킨다. 밴드의 양쪽 끝을 잡고 몸통을 회전시켜 밴드를 당긴다. 호흡을 지속하며 복부 근육의 활성화에 집중하라. 한 번에 8~12회씩 3번 반복하라. 밴드의 장력을 통해 동작의 난이도를 조절할 수 있다. 난이도를 낮추려면 밴드를 조금 더 느슨하게, 난이도를 높이려면 밴드를 조금 더 타이트하게 사용하라.

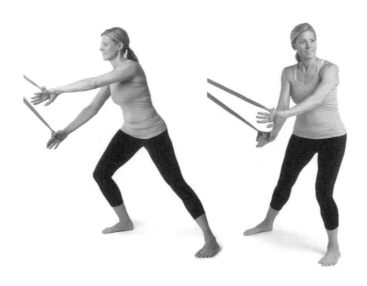

● 밴드를 이용한 몸통 회전 운동

둔근 단련: 골반 롤링하기

골반 아래에 공 두 개를 놓는다. 골반을 좌우, 앞뒤로 굴려주며 긴장된 부분이 있는지 찾아본다. 골반을 공 위에서 굴리듯 움직인다. 동작을 수행하면서 골반 주변의 긴장이 아이스크림 또는 꿀처럼 녹아내리는 것을 시각화해보라. 이 동작은 둔근의 탄력을 높이고 허리와 허벅지의 긴장을 이완한다.

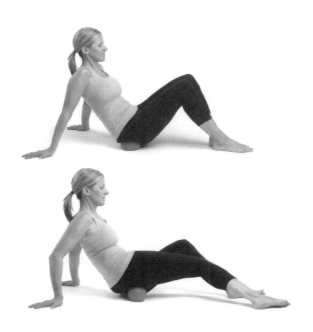

● 공을 사용한 골반 롤링

골반 기저부 훈련: 골반 록킹하기

이 동작은 허리를 편안하게 하고 골반 기저부의 근육을 단련하기에 좋은 운동이다. 바닥에 등을 대고 누워 두 개의 공을 골반 아래에 놓는다. 골반 기저부에 집중하면서 골반을 앞뒤로 번갈아 기울이며 록킹한다. 골반을 앞으로 기울이면 골반 기저근이 늘어나고, 골반을 뒤로 기울이면 골반 기저근이 짧아진다. 이 동작을 12회 반복한 후 공을 치우고 바닥에 등을 대고 편안히 누워, 허리의 긴장감이 풀린 것을 느껴보라.

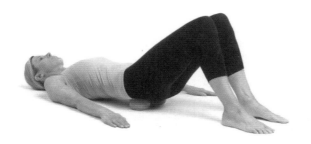

● 공을 사용한 골반 록킹

대퇴 측부의 이완을 위한 두드리기

등을 대고 누워 골반 아래에 공 두 개를 놓는다. 공으로 허벅지 옆면을 두드리며 다리와 무릎의 긴장을 풀어준다. 이를 통해 고관절과 허리를 편안하게 할 수 있다.

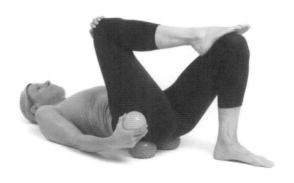

● 공으로 허벅지 두드리기

고관절 굴곡근 이완: 다리 들었다 내리기

이 운동은 고관절을 이완시켜 자세를 개선하고, 허리를 더 편안하게 하며, 장요근의 힘과 유연성을 높여준다. 공 두 개를 골반 아래에 놓는다. 한쪽 다리를 접어 무릎을 잡은 다음 반대쪽 다리를 하늘로 쭉 뻗어 올린다. 뻗은 다리를 천천히 바닥쪽으로 내린다. 다리를 들고 내리는 동작을 7번 정도 반복한 후 공을 빼고 다리를 쭉 펴고 편하게 눕는다. 양쪽을 비교해보면 동작을 수행한 다리가 더 길게 느껴지고, 고관절이 더 유연해진 것을 알아차릴 수 있다. 반대쪽도 동일하게 수행한다. 운동을 모두 마친 후 편안하고 길어진 허리의 느낌을 관찰해보라.

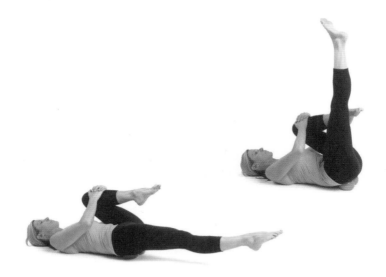

● 공을 활용한 다리 들고 내리기

허벅지 토닝을 위한 다리 누르기

밴드를 사용하는 이 운동은 허벅지 내측의 탄력에 도움이 된다. 밴드를 반으로 접어 고리 형태로 만든 후 밴드의 양쪽 끝을 고정시킨다. 문의 손잡이 또는 다른 안정된 곳에 묶거나 운동 파트너가 밴드의 양 끝을 잡아준다. 옆으로 누운 후, 팔로 상체를 지지한 후 한 쪽 발목을 밴드의 고리 부분에 걸어준다. 밴드에 건 다리를 바닥쪽으로 눌렀다가 다시 천천히 제자리로 돌아온다. 양쪽 각각 12회씩 3번 반복한다. 운동을 마친 후 자리에서 일어나 자세의 변화를 확인해보라.

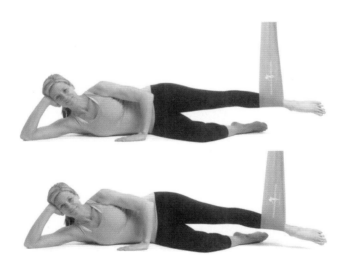

● 밴드를 활용한 사이드 레그 프레스

다리와 복부 탄력: 공 위에 누워 균형 잡기

　이 운동은 복부와 다리를 탄탄하게 하는 동시에 허리의 긴장을 이완하는 데도 도움이 된다. 동작을 할 때 네 개의 공을 사용한다. 공 두 개를 발 아래에 놓고, 다른 공 두 개를 골반 아래에 놓는다. 공 위에서 1분동안 자세를 유지하며, 깊게 호흡을 이어간다. 이때 계속해서 균형을 유지하자. 1분간 유지한 후 공을 제거하고 잠시 휴식을 취하고, 다시 한번 반복한다. 동작이 끝난 후 자세와 호흡, 허리의 긴장도에 변화가 있는지 확인해보라.

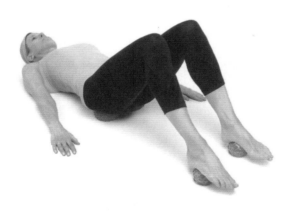

● 공 4개를 사용하여 누운 자세에서 균형 잡기

안정성과 균형을 위한 발바닥 굴리기

발바닥을 마사지해서 발의 반사구를 자극하고 발바닥을 단련하는 운동이다. 또 신체의 긴장을 이완하며 전반적인 자세를 향상시킨다. 발바닥을 공 위에 올리고, 앞뒤로 1분간 굴려준다. 한쪽을 수행한 후 일어나서 다른 쪽과 비교해보고, 균형감과 안정성의 변화를 느껴보라. 그 후 반대쪽을 똑같이 수행한다.

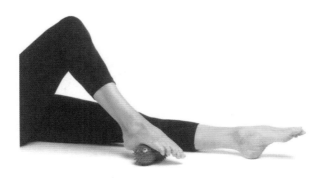

● 발바닥으로 공 굴리기

긴장을 풀어주는 공 굴리기

이 운동은 근육 및 근막의 긴장을 이완하고 근육을 단련하는 동작이다. 공을 한쪽 골반 아래에 두고 눕는다. 골반과 다리를 위아래, 좌우 등 여러 방향으로 움직인다. 긴장감이 느껴지는 부분이 있다면 그 부위에 공을 댄 채 잠시 호흡한다. 이때 해당 부위가 꿀처럼 부드럽게 녹아내리는 모습을 상상해볼 수도 있다. 한 부위에서 공을 굴려 긴장을 이완시킨 후, 허벅지 외측 등 다른 부분으로 옮겨서 진행한다. 공을 제거한 후 자세의 개선, 긴장도의 변화, 신체 전반적인 편안함의 정도를 알아차려본다.

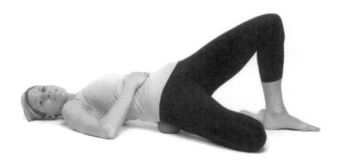

● 골반 아래 공 굴리기

참고문헌

Berk, L. S., Tan, S. A., & Berk, D. (2008). Cortisol and catecholamine stress hormone decrease is associated with the behavior of perceptual anticipation of mirthful laughter. The FASEB Journal, 22(1 Meeting Abstracts), pp. 946-11.

Bingel, U., Wanigasekera, V., Wiech, K., Ni Mhuircheartaigh, R., Lee, M. C., Ploner, M., Tracey, I. (2011). The effect of treatment expectation on drug efficacy: Imaging the analgesic benefit of the opioid remifentanil. Science Translational Medicine 3 (70, ra14), p. 70.

Dossey, L. (1995). Healing Words: The Power of Prayer and the Practice of Medicine, Harper Collins, NY.

Feltz, D. L. and Landers, D. M. (1983). The effects of mental practice on motor skill learning and performance. A meta-analysis, Journal of Sport Psychology, 5,25-57

Franklin, E. N. (2013). Dynamic Alignment Through Imagery, Second Ed. Champaign, IL: Human Kinetics.

Franklin, E. N. (2014). Dance Imagery for Technique and Performance, Second Ed. Champaign, IL: Human Kinetics.

Goldacre, B. (2013, Feb 2). Health care's trick coin. New York Times, p. A23.

Goleman, D. (1991, November 26). Doctors find comfort is a potent medicine. New York Times, Nov. 26, 1991, pp. C1, C8.

Hodges, P. W., Vleeming, A. and Fitzgerald, C. (Eds.) (2010). Strategies for motor control of the spine and changes in pain: The deep vs. superficial muscle debate; 7th Interdisciplinary World Congress on Low Back and Pelvic Pain. Los Angeles, CA, pp. 414–419.

Hugdahl, K., Rosén, G., Ersland L, Lundervold, A., Smievoll, A. I., Barndon, R., Thomsen, T. (2001). Common pathways in mental imagery and pain perception: An fMRI study of a subject with an amputated arm. Scandinavian Journal of Psychology 42 (3): pp. 269–275.

Ingber, D. E. (1998). The architecture of life. Scientific American 278: pp. 48-57.

Ingber, D. E. (1997). Tensegrity: The architectural basis of cellular mechanotransduction. Annual Review of Physiology 59: pp. 575–599.

Kjellgren, A., Sundequist, U., Norlander, T, Archer T. (2001). Effects of flotation-REST on muscle tension pain. Pain Research and Management 6 (4): pp. 181–189.

Kross, E., Berman, M. G., Mischel, W., Smith, E. E., & Wager, T. D. (2011). Social rejection shares somatosensory representations with physical pain. Proceedings of the National Academy of Sciences, USA, 108 (15), pp. 6270–6275.

Mayburov, S. N. (2012, May). Photonic communication and information encoding in biological systems. Talk given at Quantum Information Conference, Torino.

Murphy, S., Nordin, S., and Cumming, J. (2008). Imagery in sport, exercise and dance. In T. Horn (Ed.) Advances in Sport Psychology(2nd Ed) Champaign, IL: Human Kinetics, pp. 405-440.

Panerai, A. E. and Sacerdote, P. (1997). endorphin in the immune system: A role at last. Trends in Immunology 18 (7): pp. 317–319.

Quiroga, M. C., Bongard, S., Kreutz, G. (2009). Emotional and neurohumoral Responses to dancing tango argentino: The effects of music and partner. Music and Medicine 1 (1): pp. 14–21.

Ranganathan, V. K., Siemionowa, V., Jing, Z. L., Sahgal, V., Yue, G. H. (2004). From mental power to muscle power—Gaining strength by using the mind. Neuropsychologia 42 pp. 944–950, 956.

Reynolds, G. (2015, July 22). How walking in nature changes the brain. New York Times.

Richardson. A (1967b) Mental Practice. A review and discussion (part2) Research Quarterly, 38, pp. 263-273.

Ridley, M. (2003, June). What makes you who you are; Which is stronger—nature or nurture? Time magazine, p. 54.

Satprem (1982). The Mind of the Cells, New York, NY: Institute for Evolutionary Research.

Syrjala, K. L., Donaldson, G. W., Davis, M. W., Kippes M. E., Carr J. E. (1995). Relaxation and imagery and cognitive-behavioral training reduce pain during cancer treatment. Pain 63 (2): pp. 189–198.

Tod, D., Hardy, J., Oliver, E. (2011). Effects of self-talk: A systematic review. Journal of Sport and Exercise Psychology 33 (5): pp. 666–687.

미주

1) Franklin, 2013 및 Franklin, 2014

2) Feltz and Landers, 1983; Murphy, Nordin, and Cumming, 2008; Richardson, 1967b

3) Ranganathan et al., 2004

4) Franklin, 2012

5) Satprem (1982). The Mind of the Cells, New York, NY: Institute for Evolutionary Research.

6) Berk, Tan, and Berk, 2008; Quirora, Bongard, Kreutz, 2009

7) Kjellgren, Sundequist, Norlander and Archer, 2001

8) Panerai and Sacerdote, 1997

9) Ingber, 1998

10) Ingber, 1997

11) Dossey, 1995

12) Goldacre, 2013

13) Goleman, 1991

14) Goleman, 1991

15) Syrjala et al., 1995

16) Bingel et al., 2011

17) Hugdahl et al., 2001

18) Hodges, Vleeming, and Fitzgerald, 2010

19) Kross et al., 2001

20) Ridley, 2003

21) Reynolds, 2015

22) Tod, Hardy, and Oliver, 2011

추천도서

Alter, Michael J. (1988). The Science of Stretching. Champaign, IL: Human Kinetics.

Clark, Barbara (1963). Let's Enjoy Sitting-Standing-Walking. Port Washington, NY: Author.

Clark, Barbara (1968). How to Live in Your Axis-Your Vertical Line. New York, NY: Author.

Clark, Barbara (1975). Body Proportion Needs Depth-Front to Back. Champaign, IL: Author.

Cohen, Bonnie B. (1980–1992). Sensing, Feeling, and Action: The Experiential Anatomy of Body-Mind Centering. Northampton, MA: Contact Editions.

Dowd, Irene (1990). Taking Root to Fly. Northampton, MA: Contact Editions.

Epstein, Gerald N. (1989). Healing Visualizations. New York: Bantam Books.

Franklin, Eric N. (2013). Dynamic Alignment through Imagery, Second Ed. Champaign, IL: Human Kinetics.

Franklin, Eric N. (2014). Dance Imagery for Technique and Performance, Second Ed. Champaign, IL: Human Kinetics.

Franklin, Eric N. (2002). Relax Your Neck, Liberate Your Shoulders, The Ultimate Exercise Program for Tension Relief. Hightston, NJ: Princeton Book Company Publishers, Elysian Editions.

Franklin, Eric N. (2003). Pelvic Power: Mind Body Exercises for Strength, Flexibility, Posture and Balance for Men and Women. Hightstown, NJ: Princeton Book Company, Elysian Editions.

Hawkins, Alma M. (1991). Moving from Within. Pennington, NJ: A Capella Books

Juhan, Deane (1987). Job's Body. Barrytown, NY: Station Hill Press.

Keleman, Stanley (1985). Emotional Anatomy. Berkeley, CA: Center Press.

Kristic, Radivoj V. (1997). Human Microscopic Anatomy. Heidelberg: Springer.

Norkin, Cynthia C. and Levangie, Pamela K. (1992) Joint Structure and Function. Philadelphia: F. A. Davis.

Olsen, Andrea (1991). Body Stories: A Guide to Experiential Anatomy. Barrytown, NY: Station Hill Press.

Page, Todd and Ellenbecker S., Editors. (2003). Scientific and Clinical Application of Elastic Resistance. Champaign, IL: Human Kinetics Publishers.

Rolland, John (1984). Inside Motion: An Ideokinetic Basis for Movement Education. Urbana, IL: Rolland String Research Associates.

Sweigard, Lulu E. (1978). Human Movement Potential: Its Ideokinetic Facilitation. New York: Dodd, Mead and Company.

Todd, Mabel E. (1937). The Thinking Body. New York: Dance Horizons.

Todd, Mabel E. (1920–1934). Early Writings. Reprint. New York: Dance Horizons.

Todd, Mabel E. (1953). The Hidden You. Reprint. New York: Dance Horizons.

옮긴이 **김지민**

한양대학교 화학과를 졸업한 후 LG화학에서 6년간 근무했다. 건강한 삶의 방식에 마음이 이끌려 2014년 발란스드바디 필라테스 강사 자격증을 취득했다. 이후 다양한 움직임을 경험하고 명상을 하며 몸과 마음을 지속적으로 탐구했다. 몸을 바라보는 긍정적 시선과 인간의 가장 자연스럽고 효율적인 움직임을 전하고 싶어 소매틱 분야를 공부했으며, 그중 메이블 토드의 독특한 방식에 매료되어 프랭클린 메소드를 공부했다. 현재 프랭클린 메소드 레벨3 인증 지도자이며, 한국에서 프랭클린 메소드 교육을 진행한 1세대 교육자다. 그 외에도 체화된 해부학과 움직임 명상 등 다양한 소매틱 기반 교육을 진행하고 있다.

세포 혁명

매일 젊어지는 세포 심상 훈련법

초판 1쇄 2024년 6월 27일

지은이 | 에릭 프랭클린
옮긴이 | 김지민

발행인 | 문태진
본부장 | 서금선
책임편집 | 송현경   편집 1팀 | 한성수 유진영

기획편집팀 | 임은선 임선아 허문선 최지인 이준환 송은하 이은지 장서원 원지연
마케팅팀 | 김동준 이재성 박병국 문무현 김윤희 김은지 이지현 조용환 전지혜
디자인팀 | 김현철 손성규   저작권팀 | 정선주
경영지원팀 | 노강희 윤현성 정헌준 조샘 이지연 조희연 김기현
강연팀 | 장진항 조은빛 신유리 김수연 송해인

펴낸곳 | ㈜인플루엔셜
출판신고 | 2012년 5월 18일 제300-2012-1043호
주소 | (06619) 서울특별시 서초구 서초대로 398 BnK디지털타워 11층
전화 | 02)720-1034(기획편집) 02)720-1024(마케팅) 02)720-1042(강연섭외)
팩스 | 02)720-1043   전자우편 | books@influential.co.kr
홈페이지 | www.influential.co.kr

한국어판 출판권 ⓒ㈜인플루엔셜, 2024

ISBN   979-11-6834-203-3   (03510)